考生营养

吃点啥

考家支招
助考营养全攻略

主 编　胡承康

副主编　陈林华　杨敏

编 委（按姓氏笔画排序）
邓巧洪　朱敏　华春芬　李赟　吴兰娟
吴补祥　何芳　邹艳　应晓玲　陈燕
赵勇　赵耀　钱黎莉

专家顾问团
马冠生　于康　张片红　范志红　胡小琪
顾中一　章荣华　蔡美琴

人民卫生出版社

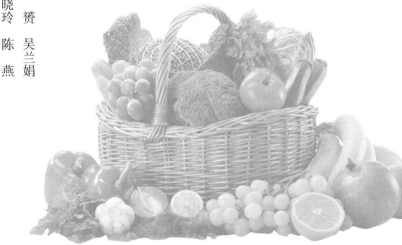

图书在版编目（CIP）数据

考生营养吃点啥：专家支招助考营养全攻略 / 胡承康
主编 . —北京：人民卫生出版社，2018
　ISBN 978-7-117-26561-4

Ⅰ. ①考…　Ⅱ. ①胡…　Ⅲ. ①营养学　Ⅳ. ①R151

中国版本图书馆 CIP 数据核字（2018）第 087826 号

人卫智网　www.ipmph.com	医学教育、学术、考试、健康，	
	购书智慧智能综合服务平台	
人卫官网　www.pmph.com	人卫官方资讯发布平台	

版权所有，侵权必究！

考生营养吃点啥——专家支招助考营养全攻略

主　　编：胡承康
出版发行：人民卫生出版社（中继线 010-59780011）
地　　址：北京市朝阳区潘家园南里 19 号
邮　　编：100021
E - mail：pmph @ pmph.com
购书热线：010-59787592　　010-59787584　　010-65264830
印　　刷：北京铭成印刷有限公司
经　　销：新华书店
开　　本：710×1000　1/16　　印张：14
字　　数：229 千字
版　　次：2018 年 5 月第 1 版　　2018 年 5 月第 1 版第 1 次印刷
标准书号：ISBN 978-7-117-26561-4/R · 26562
定　　价：39.00 元
打击盗版举报电话：**010-59787491**　　**E-mail：WQ @ pmph.com**
（凡属印装质量问题请与本社市场营销中心联系退换）

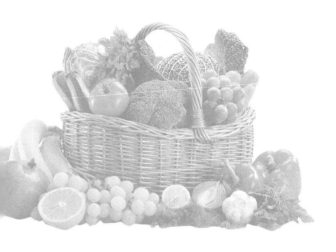

考出高分靠什么，营养助您拨千斤

孩子高考倒计时，家长越发担心事。孩子高考求前途，家长担心难相助。孩子用脑更辛苦，家长六神更无主。

或许，你有可能去寺庙烧烧香、叩叩头，有可能到算命先生那求个签、算一卦，有可能买些野生鱼龟放个生、许个愿，或者听从一些所谓专家建议去买补脑保健食品……这一切都是为了孩子考上好大学，然而这些只是解决不了实际问题的"安慰剂"。

如果你是一个理性的、称职的考生家长，应该关注与重视孩子每天的心理、营养、作息和睡眠。如果你是一个有经验、有效率的老师，除了全身心地投入教学之外，也必须要了解考生的心理、营养、作息和睡眠情况，尤其是考生在迎考和考试期间每天的营养状况，直接影响到孩子的学习效率与考试成绩。因为考生每天身体和大脑的工作效率，在很大程度上取决于他每天一口一口所吃食物中营养的支撑力。

诺贝尔获奖者智利诗人加伯列说过："……我们需要的许多东西都可以等待，可是孩子却不能等待。就在此时此刻，他们的骨骼在形成，他们的血液在生长，他们的感官在发育。"尤其是正值中、高考的考生，不仅骨骼、血液、感官的生长需要营养，而且全力运转的大脑也正渴望着营养。

在中、高考紧要时期，如果不注重膳食营养，考生可能会出现身体疲惫，视力下降，大脑记忆、思维出现障碍，以致影响考试成绩。由于繁重的学习和考试任务、过度紧张的心理压力，有的考生还会发生胃肠功能紊乱，造成食欲不振、消化功能下降。可是，不少家长总是给孩子吃鸡鸭鱼肉，认为这才是最好的营养。殊不知，过多地食用大鱼大肉，而不注重均衡营养以满足

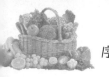

考生生理需求，更易导致考生大脑疲劳、思维迟钝，进而可能影响考试时的发挥。

由于广大家长对考生营养知识普遍存在需求，尤其是对考生用脑营养知识的急切需求，由此应运而生了多种层次的考生营养"专家报告"。当然，大多专家的考生营养知识讲得科学正确，但是也有些考生营养"专家报告"，往往以忽深忽浅的考生营养基本知识为铺垫，进而在演讲中侃侃而谈与自身利益相关的一揽子"保健食品"，使其成为整个报告的主旋律。

本书遵循考生营养生理需求的平衡膳食准则，科学翔实又简明扼要地讲述了考生应该吃哪些、如何吃、吃多少，同时应注意补充哪些富含矿物质和维生素的食物以及喝怎样的水、喝多少的水等。尤其是对考生每天三餐的膳食营养安排方面，指导读者选择有助增进考生记忆力、注意力和减缓压力的食物，就地取材又简便易行地设计与编制每一餐的营养食谱。与此同时，根据科学研究结果列举出哪些可能是越吃反应越迟钝的食物，建议考生要远离这些"垃圾食品"。

本书还给出了考生营养九大妙招，如应该在什么时候吃点蜜、喝点水、补点维生素 C 等。每一招都可能在考生直临中、高考的不同时机，适量、适当、适时地注重吃点或用点，这一点一滴所产生的累积作用，可能远远胜过那些神奇的"补脑食品"。

本书还根据考生的生理需求与营养美食的味趣特点，选取家常的各种食材，设计与编制了 30 天（套）的考生每日三餐营养食谱。每天的营养食谱搭配科学合理，又进行了营养分析评价，加工制作简便又符合自然美味的基本要求，充分考虑了考生大脑的营养需求特点。

每一个考生都想在承载人生梦想、施展聪明才智的拼搏中靓丽胜出。每一个孩子的家长、老师以及关注中、高考的社会各界人士，如果您想为之做点努力或贡献，不妨看看本书，力助考生"四两拨千斤"的一揽子科学道理，都包含在本书的十一个章节里。

丁钢强

2018 年 1 月

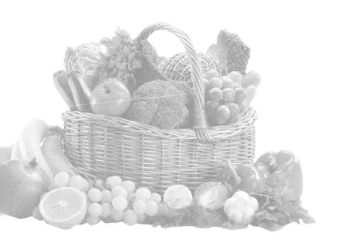

目 录

5 考前冲刺吃点啥 ………………………………（059）

6 考生三餐怎样吃 ………………………………（074）

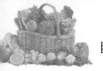
7 考生菜肴怎样做 …………………………… （095）

8 考生营养忌讳啥 …………………………… （110）

● 考生营养餐的基本要素

考生每天的膳食，要注重适量多样，常变花样，均衡营养，自然提鲜，清淡美味。平均每天摄入食物至少 20 种以上，每周 30 种以上。

● 考生营养餐的宗旨目的

- ◆ 提高考生用"眼睛吃饭"的效果——色泽好看；
- ◆ 提高考生用"鼻子吃饭"的效果——气味好香；
- ◆ 提高考生用"嘴巴吃饭"的效果——味道真好；
- ◆ 提高考生用"胃肠吃饭"的效果——食物消化与营养吸收好；
- ◆ 提高考生用"身体吃饭"的效果——有助考生健康发育和大脑给力。

● 建议考生每天优先选择的食物

- ◆ 谷薯类：小米、玉米、燕麦等杂粮，豌豆、扁豆、芸豆等豆类，红薯、山药等薯类；
- ◆ 蔬菜类：胡萝卜、西兰花、芥菜、花椰菜、荠菜、灯笼椒、豌豆苗、菠菜等蔬菜；
- ◆ 水果类：苹果、橙子、梨、香蕉、猕猴桃、紫葡萄、石榴、桑葚、蓝莓等；
- ◆ 肉蛋类：猪肉、牛肉、鸡肉、鸭肉等瘦肉，鸡蛋、鸭蛋、鹌鹑蛋等蛋类，猪肝、羊肝、鸡肝等动物肝脏，猪血、鸭血、鸡血等动物血；
- ◆ 鱼虾类：沙丁鱼、金枪鱼、黄姑鱼、带鱼、鲢鱼头、鲫鱼、鳝鱼，虾类，贝类等；
- ◆ 豆奶类：豆腐干、小香干、千张等豆制品，蛋白质含量≥3.0% 的牛奶、酸奶等；
- ◆ 坚果类：核桃、榛子、松子、葵花子、开心果、西瓜子、黑芝麻、南瓜子等坚果种子类。

> 生命首先在于营养。营养学是人类文明发展迄今最为热门的一个学科。正因为营养乃人生之命脉，乃健康之基，力量之源，智慧之泉。
>
> ——我国著名营养学家、学生营养餐奠基人　于若木

 究竟什么是营养

1. 营养的定义

营养是生命的物质基础。大约在 30 亿年前，地球上开始出现了营养物质，随之在地球上出现了生命。生命本身就是一个不断同外界环境进行物质与能量交换的开放体系。生命不停地从外界摄入营养物质与能量，进行同化作用。同时又不断分解释放出能量，进行异化作用。这样的活动一旦终止，生命也即意味着结束。

因此，**营养是人类摄取食物，经过机体消化、吸收、代谢和排泄，以完成各种生理功能、维持机体健康和促进儿童少年生长发育的一个连续不断的动态过程。**

在营养这一动态过程中，能够维持生命、增进健康和促进儿童少年生长发育的一系列化学物质称为营养素。营养素分为宏量营养素、微量营养素、其他膳食成分三大类。其中宏量营养素包括蛋白质、脂肪、碳水化合物，是人体能量的三大来源；微量营养素包括矿物质、维生素等；其他膳食成分包括膳食纤维、水、其他生物活性物质等。

2. 营养究竟在哪里

我们之所以称地球是我们人类的美好家园，因为存在于地壳表层的 90多种元素均可在人体组织中找到。根据这些元素在人体内的含量多少，可分为宏量元素和微量元素。其中含量占体重 0.01% 以上的称宏量元素，如钙、钾、磷、镁、钠等；含量占体重 0.01% 以下的称微量元素，如铁、锌、硒、碘、

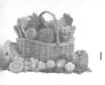

氟等。体内任何一种化学元素过量或不足,都会引起机体生理功能及结构异常,导致相应的疾病发生。

地壳表层的这90多种化学元素,实际上都存在于各种自然生长及人工种植和养殖的动植物食物中。并且,提供机体能量的蛋白质、脂肪、碳水化合物这三大产能营养素,也是由碳、氢、氧、氮等化学元素组成的。

"民以食为天"。一个婴儿成长到成年,乃至机体每一个细胞的不断更新,都离不开食物中所含的各种营养成分。一个人若以90岁计算,那么他的一生将吃进80吨左右的食物和水。这近百吨的食物一口一口地吃下去,经过口腔的咀嚼运动,胃肠道的消化吸收,摄取其中的各种营养素,以维持身体中每一个系统、每一个器官、每一个组织、每一个细胞的新陈代谢。

归根结底,自然界中的食物才是人类营养的基本来源。有人要问目前市场琳琅满目的食物,各种强化食品、营养补充剂、保健食品真的营养好吗? 中华民族五千多年的饮食文化历史告诫我们,"人造"的食物可能并不比"神造"的食物好。

3. 人体是由各种营养素构建的

人类虽然为万物之灵,但人体和其他动植物一样也是由地球上几十种元素组成的。构成人体组织和器官的基本单位是细胞,构成人体各系统、各组织、各器官的100多万亿细胞的活力皆依赖于各种营养素。如新的组织细胞的构成,每一个细胞的繁殖、增大及细胞间质的增多,都离不开蛋白质。又如碳水化合物、脂肪、钙等营养素,都是构成组织细胞的重要成分和生长发育的重要物质基础。

在人的一生中,通过新陈代谢所消耗的营养素是非常惊人的。如一位体重60kg的男子在他的一生中,将大约消耗水60 000kg、碳水化合物10 000kg、蛋白质1600kg、脂肪1000kg,还有几百千克的维生素和矿物质。

以一个十五六岁的青少年为例,蛋白质约占其体重的17.5%,脂肪占15.0%,碳水化合物占0.8%,维生素占1.0%,矿物质占4.7%,水占61.0%。如这个少年的体重是46kg,则身体所含各种营养素重量相当于水28.06kg,蛋白质8.05kg,脂肪6.90kg,碳水化合物0.37kg,矿物质2.16kg,维生素0.46kg。

对于儿童青少年来说,如果在日常膳食中所摄入各种营养素的数量和种类,与其人体生理需求的比例不匹配,就会导致某种营养素摄入过量或不足,影响儿童青少年的生长发育和智力发展,因为营养既是构建与促进生长发育和智力发展的最基本的"建筑材料",也是决定生长发育潜在水平最终实现程度的重要因素。

因而,对于每一个儿童青少年,无论是拥有健壮挺拔的魁梧身材,还是亭亭玉立的苗条身姿;无论是身体素质的全面提高,还是聪明才智的有效发挥,一切都与自然界食物中所含有的各种营养素息息相关。

4. 营养可影响考生青春健康

处在 14~16 岁的青少年,正是身高、体重等体格发育高峰的后期阶段。这个阶段的营养状况,既影响着生长发育程度最后达到何等水平,又将影响到第二性征发育是否完美。

第二性征出现是青春发育的重要标志,这时期会出现除生殖器官以外的征象,男孩主要表现为出现阴毛、腋毛、胡须及喉结,与此同时,身材开始魁梧起来,主要表现为肩宽胸阔、四肢强壮,逐渐成为相貌堂堂的男子汉。女孩主要表现为出现乳房、阴毛、腋毛及月经初潮,与此同时,开始出现胸部丰满、臀部变圆、腰部相对较细的女性特有体形。

在这青春发育的特殊时期,如能确保营养供给量满足他们的生理需求,可促使他们的青春期发育更为完美,男女青少年各自的体型特征更为完美凸显。例如女生的第二性征发育与脂肪有一定关系,体内脂肪量达到相应的生理需要量才开始出现月经初潮。如果蛋白质、脂肪等一些重要营养素摄入远远不足,会导致身体严重消瘦者月经姗姗来迟,甚至会出现原发性闭经或者继发性闭经。

在现实生活中往往有一些少女,为了追求自认为最潮的"骨感美",常常过分节制饮食,并且不爱吃肥肉、油腻食品,造成体内脂肪欠缺,使身体显得消瘦,乳房发育平坦,造成比较严重的营养问题,进而导致体质虚弱,失去了少女青春健康的特有靓丽特征。

5. 营养可驱动考生"赶上生长"

一个 14~16 岁的青少年,如果由于家庭贫困而得不到基本的食物营养,或者是由于片面控制饮食导致长期营养摄入不足,不能够满足他们生长发育的需要,使其生长速度缓慢,性成熟迟缓,骨骺软骨的骨化推迟,会使身高、体重等体格发育水准明显低于班级里的其他学生。

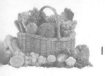

对于这样一个发育迟缓的青少年,一旦为其提供充分的营养,就会表现出快速的生长势头,到最后完全可能赶上营养好的儿童青少年的生长发育水平。也就是说,当这个青少年克服了某种阻碍生长发育的因素后,会以超过该年龄组儿童青少年正常生长发育速度的速度,赶上同年龄阶段儿童青少年的生长发育水平,此种情况称为"赶上生长"。

那么,怎样才能很好地实现他们的"赶上生长"呢?他们的每日膳食营养供给量应当是多少呢?对于正处"赶上生长"发育年龄阶段的少年,一般每年身高增长幅度为 8~12cm。因此,对于能量和各种营养素的供应量,应当较同年龄儿童青少年增加 16%~24%。尤其是与生长发育密切相关的有关营养素,如蛋白质、脂肪、钙、锌、铁、维生素 A、B 族维生素等。同时,既要注重营养素的供给量,又要注重机体对食物供给营养素的吸收率,才能达到更为理想的"赶上生长"效果。

如果这个少年达到了根据父母身高预测的身高期望值水平,也就实现了"赶上生长"的预期目标。当然,还有一些不容忽视的影响因素,如适量运动、充足睡眠等也需引起足够重视。

6. 营养可增强考生身体素质

身体素质是指人体各器官系统的功能,通过肌肉活动所表现出来的基本活动能力,以及通过机体免疫调节表现出的对外界环境不利因素的抵御能力。身体素质的优劣,虽然与遗传因素和体育锻炼有关,但与基础营养密切相关。

反映身体素质的常用检测指标有力量、速度、耐力、灵敏度和柔韧性等。为了摸清中国学生体质现状,我国每间隔五年开展一次对学生身体素质的抽样调查。从历次测试结果看,我国学生除立定跳远外,50m 跑、男引体向上、女仰卧起坐等各项指标不如加拿大同年龄学生。用日本的四项素质指标比较,我国学生的身体素质水平低于日本学生。专家分析认为,这与日本 20 世纪 50 年代以来普及学生营养午餐不无相关。

近 20 年来,我国中小学生的身体素质有所下滑,并且呈现出年级越高身体素质越差的不良趋势。这些值得世人警醒的严峻问题,与考生的学习压力大、体育活动减少、生活不规律等因素有着重要关系,还与富裕家庭考生的营养过剩或是所吃的"垃圾食品",贫困家庭考生"三个鸡蛋换一包方便面"的现象息息相关。

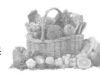

那么,考生营养与身体素质的关系为何如此重要呢? 因为蛋白质是人体组织器官的重要组成部分,又是构成机体活性物质如酶、抗体和激素等的重要成分,与人体的生长发育、免疫和调节密切相关。维生素参与酶系统活动或作为其辅酶重要组成成分,调节体内各种化学反应,从而影响代谢过程和生理活动,保障整个生命时刻保持旺盛的精力,保证身体素质在各个方面健康发展。

7. 营养可提高考生免疫力

身体免疫力是指机体对外界环境中各种致病因子的抗衡能力,又称免疫调节功能。如果机体具有很好的免疫调节功能,就能抵挡外界环境中各种致病因子的入侵,人体就会减少发生某些传染性疾病或非传染性疾病。

营养是机体中许多免疫物质产生的重要基础,如血清免疫球蛋白——IgG、IgA、IgM 3 种免疫抗体都是含糖的蛋白质。免疫抗体 IgG 的主要功能是抵抗大部分的细菌病毒,IgA 能防止病原菌侵入机体,IgM 可增强吞噬细胞的吞噬作用等。因而,蛋白质缺乏的孩子,对抗外界环境中各种致病因子的抗体水平会相对较低。

维生素、微量元素缺乏也可降低免疫水平,如维生素 C 缺乏时可使吞噬细胞的行动迟缓和导致杀菌能力下降;维生素 E 缺乏时可引起体内抗体产生减少;微量元素锌缺乏会伴有免疫器官淋巴组织的萎缩,皮肤超敏反应力下降,胸腺激素活性减低。铁缺乏会导致对破伤风类毒素、单纯性疱疹等致病菌的抗击能力减弱。

因此,均衡营养的摄入在抵抗疾病感染方面,扮演着极其重要的角色。但是,某些营养素摄入超量反而会降低免疫反应,如钙过量会明显抑制铁吸收和降低锌的生物利用率,进而影响到免疫抗体水平。

温馨小·贴士

营养免疫学倡导多摄入植物性食物,这不仅因为植物性食物含有较低的热量、胆固醇和脂肪,更因为它们富含 3 种能很好地提高免疫力与预防疾病的营养,即植物营养素、多糖类物质和抗氧化物质。并且,这些营养物质无法单纯地从维生素药丸中获得,因为这些物质只存在植物中,一旦被分离出来就失去了它们的天然功效。

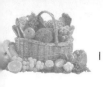

8. 营养是健康大脑的基础物质

儿童青少年的生长发育时期,也是他们大脑对营养特别渴求的特殊时期。

科学家曾对营养与大脑功能的关系进行了系统的研究,发现人的思维、记忆、情绪,甚至对疼痛的感觉都受到营养的影响。当人在眨眼或搜索记忆时,某些大脑神经元会产生并释放神经介质,将信号传给其他神经元。大脑产生某种神经介质的能力,皆依赖于人体血液中循环的各种营养物质。

人的脑细胞约有 140 亿多个,它们能迅速有效地收集贮存和处理各种信息。每天有几万个脑细胞死亡,取而代之的新细胞的构成需要足够的蛋白质等营养素。诸如重视摄入蛋白质的质与量,脑细胞的活力就能得到明显的提高。

又如脂肪中含有的磷脂胆固醇,它们是脑细胞的主要成分。脂肪中的一些多不饱和脂肪酸,诸如二十碳五烯酸(EPA)、二十二碳六烯酸(DHA)和 ω-3 长链多肽聚不饱和脂肪酸都具有促进大脑发育、提高智商和增强记忆等多方面的生理功能。

维生素在促进智力发展过程中的作用也是不可忽视的。维生素 B_1 能促进糖类的代谢,通过糖的代谢提供大脑需要的能量;维生素 C 可以提高智商水平;维生素 A 能促进脑组织发育;维生素 E 能防止脑细胞活力衰退和脑功能发生障碍。

因此,对于考生在高强度脑力劳动和思维飞跃的重要时期,特别需要优质蛋白质和脂肪(尤其是多不饱和脂肪酸),以及锌、铁、碘、维生素 A、B 族维生素、维生素 C、维生素 E 等营养素的摄入,以更好地在高考中发挥大脑功能。

 温馨·小·贴士

成人大脑的重量在 1400g 左右,占体重的 2% 左右。但是,它每天消耗的能量,却占全身消耗能量的 20%。这种情况提示我们,一旦身体营养缺乏,最先出现反应的肯定是智力。科学家们在对青少年进行的智力测验中发现,凡记忆力差、观察力减退的人,与儿童期或青少年时期长期营养不良有直接的关系。

9. 营养可导致"一揽子"相关疾病

当今,在我国各大城市或经济发达乡镇的校园中,学生的书包里经常会有不少零食,不健康的饮食习惯会导致肥胖,肥胖带来的危害便是高血压、高脂血症、糖尿病等"富贵病"。这些曾经是成年人罹患的慢性退行性疾病,现在却在儿童青少年中占据一定比例,并在逐渐增多。

根据我国近年来发布的多个《中国儿童少年营养与健康报告》显示,**我国有 1200 万超重肥胖的儿童少年,全世界 1.55 亿超重肥胖儿童少年中,每13 个里就有 1 个是中国儿童少年**。根据"儿童少年肥胖与慢病低龄化潜在危害与防控对策探讨"研究提示,在**我国儿童少年中肥胖与高血压、高血脂、脂肪肝、糖尿病慢性病的发病年龄越来越低龄化**,发病率逐步攀升。

曾有新闻报道一位高三毕业生,在他收到大学录取通知书的第 2 天凌晨突然发病,急送上海某医院抢救,但终因抢救无效离开人间。查阅该学生"健康档案",记录身高为 173~176cm、体重为 89~95kg、血压波动在165/98mmHg,但未做过其他任何医学检查,也从来没有吃过控制高血压的药物。类似这样的事件已并非个例。

与此同时,诸多与膳食结构不合理密切相关的营养问题,似乎在我国儿童青少年中已逐渐成为一种流行病。如挑食瘦成"柴爿症"学生开始多起来、运动场上"晕倒症"竟然成了时尚"流行病"、"老年性便秘"越来越普遍、动动就骨折越来越多、肾脏疾病逐年增多、膳食纤维缺乏相关病症越来越多,营养病症问题越来越多样化,并且越来越低龄化。

10. 营养甚至影响到考生挑战未来的抱负

在这个竞争激烈的社会中,每一个人都面临着各种挑战。因而必须毫不松懈地充实自己,争取使自己所拥有的知识和工作能力更上一层楼。每一个人成功的关键因素在自己,只有自己才能为自己负责,只有靠自己最真实、最可信、最可靠。经过不懈努力,才能达到自己理想的最终目标。

靠自己蓄势待发的智力、体力挑战世界,实现理想抱负的基础又是什么呢? 国内外诸多科学家的研究表明,每一个儿童青少年的生长发育、智商潜能、身体素质以及自孩提起直至成年后的综合能力,遗传方面是一个重要因素,但营养问题是更为重要、最为基础与前提的因素,它时刻影响着人生的发展。

无论如何解读,营养总是连接或影响着人体每一个组织或器官的健康

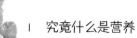

状态,甚至连接或影响着机体每一个细胞的生长与更新。如果人体的某一个组织或器官出现营养问题,不但会影响到考生的大脑学习和体力劳动能力,而且会影响到对各种文化知识的接受效能。儿童青少年的整个生长发育与智力发展过程,其实就是一个摄取营养与接受教育的过程。在教育的每一个年龄阶段,都伴随着营养促进身体健康和改善大脑功能的过程。因而,**考生课堂上一节课所取得的收获,在很大程度上取决于其摄取的营养是否与需求相匹配。**

总之,每一个考生在为了实现美好理想而努力学习的同时,必须重视日常生活中的一日三餐营养。只有坚定一顿饭和一节课互为前提与基础的信念,并自始至终的践诺这个行动准则,才能在挑战未来和践行理想中不断前进。

 专家箴言

一个婴儿,从出生时体重约为 3.5kg,长到 60~70kg 的成人,个子或高或矮,体型或胖或瘦,一切都得益于他每天所吃各种食物中的营养情况。

——中国临床营养界专家、原北京军区总医院主任营养师

李瑞芬教授

 专家解读

考生中常见营养缺乏和过剩相关病症

一、营养缺乏可能导致常见病症

类别	常见相关缺乏病症
(1)蛋白质缺乏	影响大脑发育;生长发育迟缓;血量减少,贫血;对传染病抵抗力降低;创伤、骨折不易愈合;病后恢复缓慢;营养性水肿、腹泻;皮肤过度角化或脱屑;头发细软、稀少等
(2)脂肪缺乏	容易患维生素 A、维生素 D、维生素 K、维生素 E 等脂溶性维生素缺乏症;影响皮肤的光泽和弹性,可出现皮肤干燥、脱屑,头发干脆易脱落等;影响大脑细胞的正常发育;使雌激素合成受到限制,影响月经来潮,甚至经量稀少或闭经;还会为中年以后的骨质疏松埋下隐患等

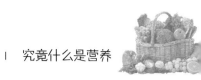

续表

类别	常见相关缺乏病症
（3）碳水化合物缺乏	生长发育迟缓；体重减轻；易疲劳；学习工作能力下降；B族维生素缺乏；胃肠道结构损害和功能障碍等
（4）钙缺乏	骨骼、牙齿发育不良；骨密度低下，骨质疏松，骨脆性增大；1岁以内的婴幼儿常伴有手足抽搐、夜啼、多汗、厌食、烦躁等；佝偻病；生长发育迟缓；学习工作时注意力不易集中等
（5）磷缺乏	骨骼、牙齿发育不良；骨质疏松，骨质软化病，软骨病；容易骨折。但一般很少缺磷
（6）氟缺乏	引起龋齿；影响牙齿和骨骼的发育等
（7）铁缺乏	血红蛋白减少，贫血；易疲劳；影响身体发育和智力发育；免疫功能和抗感染能力低下；指（趾）甲缺乏光泽、薄、脆易断；抗寒能力降低；月经紊乱；上课注意力不集中，易烦躁等
（8）锌缺乏	生长发育迟缓，性发育障碍；特发性味觉低下；异食癖，如吃泥、砖、玩具等异物；容易感染；伤口愈合缓慢；智商低下；免疫功能减退等
（9）碘缺乏	引起单纯性甲状腺肿，即粗脖子症；导致儿童少年智力低下；聋哑；斜视；运动功能障碍；如母体缺碘可使婴儿患克汀病
（10）硒缺乏	克山病、大骨节病；各种心血管疾病；免疫力下降；导致甲状腺激素代谢疾病；可产生白内障等
（11）维生素A缺乏	引起夜盲症（即鸡盲眼）；眼结膜、角膜干燥，角膜软化、溃疡等；皮肤干燥、脱屑等；对传染病抵抗力下降；骨组织停止生长，发育迟缓；牙齿易发生裂纹并容易发生龋齿；免疫功能低下等
（12）维生素D缺乏	儿童软骨病；出现"O"型腿或"X"型腿；成人的骨质软化病；骨质疏松；造成近视；手足抽搐等
（13）维生素B_1缺乏	神经炎，脚气病；心脏扩大；肌肉萎缩；浮肿；肢体远端感觉障碍，呈手套样或袜套样；记忆力丧失、幻觉；发育迟缓
（14）维生素B_2缺乏	口角溃疡，唇炎，舌炎；脂溢性皮炎；角膜炎；阴囊炎；视力模糊、畏光、流泪、视力疲劳、角膜充血等
（15）维生素B_6缺乏	脂溢性皮炎；小儿可出现生长停止、烦躁、抽搐、呕吐、腹痛等症状，严重时会出现惊厥；偶见小细胞性贫血
（16）维生素B_{12}缺乏	巨幼红细胞贫血；舌、口腔、消化道的黏膜发炎等。如果没有严重吸收障碍，一般很少缺乏

续表

类别	常见相关缺乏病症
(17) 尼克酸缺乏	舌炎;皮炎;癞皮病;食欲不振,消化不良,呕吐,腹泻;头痛、头晕,记忆力减退;下肢无力、四肢麻木等
(18) 叶酸缺乏	婴儿神经管畸形;舌头红肿疼痛、口腔炎、没有食欲、容易腹泻;贫血;儿童营养不良、生长迟缓等
(19) 维生素C缺乏	坏血病;齿龈发肿、流血、腐烂;牙齿松动;骨骼脆弱、坏死;毛细血管脆弱、皮下出血;贫血;伤口愈合缓慢;水肿;免疫功能低下

二、营养过剩可能导致常见病症

类别	常见相关过剩病症
(1) 蛋白质过剩	大便干燥;加重肾脏、肝脏负担;导致脑细胞发生能源危机,对脑功能造成损害;对血管内皮细胞造成损害;造成钙质丢失,易发生骨质疏松;使体内嘌呤积存过多引起痛风性关节炎等
(2) 脂肪过剩	消化不良,腹泻;食欲不振;肥胖;会促进铅的吸收;增高血液中胆固醇的含量;易引起动脉硬化;会引起高脂血症、冠心病;会形成脂肪肝;是导致恶性肿瘤的危险因素
(3) 碳水化合物过剩	龋齿;肌肉松软,食欲不振,营养不良;加重糖尿病的病情;促进冠心病的发生和发展等
(4) 钙过剩	增加肾结石的危险性;抑制铁的吸收;妨碍磷的吸收;降低锌的生物利用率;导致囟门过早闭合,限制大脑发育;骨骼提前愈合,影响生长发育;皮肤粗糙、钙化、早衰等
(5) 磷过剩	妨碍钙的吸收,可引起肝组织坏死和脂肪肝
(6) 钠过剩	口渴、烦躁,精神恍惚;肾功能受损;加重或产生高血压;加重和产生水肿;增加心脏负担;增加胃癌发生的危险性
(7) 铁过剩	食欲不振;呕吐、腹泻;消化道出血;大便异常;皮肤色素沉着;易诱发肝硬化、糖尿病、心脏疾病等
(8) 氟过剩	可引起氟斑牙;骨质异常,早期表现为四肢脊柱关节持续性疼痛,进而关节活动障碍,僵直变形;损害神经系统
(9) 碘过剩	高碘性甲状腺肿;甲亢;慢性淋巴细胞性甲状腺炎;促进甲状腺癌的发展
(10) 维生素A过剩	头昏、头痛、呕吐;毛发稀少;婴儿前囟隆起;烦躁、皮肤瘙痒、口唇干裂;如严重过量引起中毒时,可导致呼吸麻痹,甚至死亡

续表

类别	常见相关过剩病症
（11）维生素 D 过剩	食欲不振；呕吐、口渴、多尿；血钙过高；组织钙化；影响体格和智力发育，严重者可致死亡
（12）维生素 E 过剩	视觉模糊、头痛、极度疲乏；损害凝血机制，使用抗凝药物或维生素 K 缺乏的人不宜使用维生素 E
（13）维生素 B_6 过剩	诱发周围感觉神经疾病，出现共济失调、腱反射消失等症状；疼痛；变形性皮肤损伤；孕妇长期服用维生素 B_6，会使婴儿患上维生素 B_6 依赖症

翻看各个国家的膳食指南,基本都是"吃各种各样的食物"这一条放在首要位置,这说明食物多样化是各国科学家的共识,而营养健康来自食物多样、膳食平衡。当你的膳食不均衡了,药物也没有用了。当你的膳食平衡了,药物也就不需要了。

——中国营养学会理事长　杨月欣教授

 2　营养的核心·是什么

1. 营养的核心原则

作者每次讲"营养健康"的课时,总是喜欢问听者这样一个问题,即"大家有没有听说过吃死了人的事?"总有不少人即刻回答"有"!然而提问大家"现在有没有听说过饿死人的事?"则所有听讲者都摇头。

我国著名营养学家杨月欣教授说过,"营养是生命起源与发展之基础"。然而,现实生活中一个个令人不安的例子告诫我们,不论是经过生产加工的各种美味食品,还是丰富多彩的各种天然食物,既有营养但也可能有害,既能治病但又可能会致命。因此,**营养的核心原则是均衡,即机体摄入食物中,各种营养素的量与其生理需求量平衡,**也就是我们通常所说的平衡膳食。

所谓平衡膳食,就是指膳食中的食物种类齐全、数量适当、营养素之间的比例合理,并且与身体消耗的营养素保持相对的平衡。具体地说平衡膳食要求每日膳食中的各种营养素种类齐全、比例恰当,符合身体每天生理活动和学习劳动的需要,其中对于儿童青少年还包括生长发育和智力发展的需要量。

因此,**营养之核心的均衡,就是要根据每人每天的生理活动和学习劳动的需要,摄入相等数量的能量和蛋白质、脂肪、维生素、矿物质、水等各种营养素。**也就是说,任何一种营养素的摄入量,不能过多也不能过少,而应与身体需要量相符合,这样既能满足机体对营养素的生理需要,又能有效预防与控制各种营养过剩、营养失衡、营养缺乏症。

对于考生一日三餐的基本要求，就是任何一餐（或餐点）的食物摄入量中各种营养素量，都应当是等于生理活动和大脑活力等方面的基本需求量。要是营养摄入量能达到营养需求量的 100% 则为最完美的理想境界，当然这是极其难以实现的目标。**任何一种营养素的实际摄入量占生理需求量的比例维持在 60%~150% 就算达到合理营养的平衡膳食基本要求了。**

 相关链接

根据"中国居民平衡膳食"提示，中、高考年龄阶段的考生，每天摄入食物数量基本要求如下：

（1）谷类薯类及杂豆 350~400g，其中全谷物和杂豆 50~150g，薯类 50~100g；

（2）蔬菜类 300~500g，水果类 200~350g；

（3）畜禽肉类 40~75g，鱼虾类 40~75g，蛋类 40~50g；

（4）奶类及奶制品 300g，大豆类及坚果 25~35g；

（5）油 25~30g，盐小于 6g。

2. 均衡营养的草本元素有哪些

中国是全球最早提出"膳食平衡理论"的国家。早在我国 2000 多年前的《黄帝内经》一书中，对"民以食为天"的百姓饮食讲述了"五谷为养，五果为助，五畜为益，五菜为充"论说。其中"五谷为养"所指的粟（稷）、豆（菽）、黍、麦、稻等五谷杂粮和豆类作为养育人体之主食；"五果为助"所指的枣、李、杏、栗、桃等各种水果、坚果，有助养身和健身之功；"五畜为益"指牛、犬、羊、猪、鸡等多种禽畜肉食，对人体有补益作用，能增补五谷主食营养之不足，是平衡饮食食谱的主要辅食；"五菜为充"所指的葵、韭、薤、藿、葱等各种蔬菜具有增食欲、充饥腹、助消化、补营养、防便秘等诸多功效，由此取得举世公认。

其中，精髓所在的"五谷宜为养，失豆则不良；五果当为助，力求少而数；五畜适为益，过则害匪浅；五菜常为充，新鲜绿黄红"，以科学哲理告诫人们饮食要食不过量、适量多样、种类齐全的平衡膳食。

为了更好地指导我国城乡居民鉴别合理营养的平衡膳食，中国营养学会自从 1952 年以来,在先后八次制定与修改完善《中国居民膳食营养素参考摄入量》同时,提出了简明扼要、通俗易懂、科学实用的《中国居民膳食指南》,勾画了图文并茂、形象直观、一看就懂、一懂就会用的"中国居民平衡膳食宝塔",从而使广大城乡居民能够轻易自在地付诸于行动。

归纳我国自古到今、不断完善的平衡膳食草本元素,具体地说在食品采购、食物搭配、加工制作等方面要做到"六个搭配",即要注重讲究品位的**主食搭配**、注重食材的**荤素搭配**、恰到好处的**粗细搭配**、增进食欲的**色泽搭配**、注意互补的**水陆搭配**、善于创意的**多样搭配**等。在点菜吃饭、三餐进食过程中要做到"七大平衡",即要注重三餐合理的**饥饱平衡**、把握分寸的**摄排平衡**、适可而止的**稀干平衡**、内外呼应的**热寒平衡**、取舍诱惑的**酸碱平衡**、纠偏求全的**五味平衡**、估算耗能的**动静平衡**等。

《中国居民膳食指南(2016)》核心·推荐

(1)食物多样,谷类为主;

(2)吃动平衡,保持健康体重;

(3)多吃蔬果、奶类、大豆;

(4)适量鱼、禽、蛋、瘦肉;

(5)少盐少油,控糖限酒;

(6)杜绝浪费,兴新食尚。

指南要求,每人每天要摄入 12 种以上食物,每周要摄入 25 种以上食物。

3. 讲究品位的主食搭配

讲到主食,便使我们首先联想到北方人的面食,南方人的米饭。其实不然,"中国居民平衡膳食宝塔"中所指的主食,还包括玉米、高粱、燕麦、荞麦、小米、薏米等杂粮,赤豆、绿豆、芸豆等杂豆,土豆、红薯、凉薯、莲藕、葛根等薯类,同时还应包括芋艿、山药、板栗、菱角、荸荠等其他一些以淀粉为主的食物。

通常吃的主食不论是小麦还是大米均存在着一个先天不足,就是人体所需八种必需氨基酸之一的赖氨酸含量极少,而豆类及薯类的赖氨酸含量丰富。豆类中含量较少的蛋氨酸和玉米含量较少的色氨酸,却在大米、面粉

中含量较丰富。又则,各种粗粮、薯类、杂豆中钙、锌、维生素 B_1 与维生素 B_2 等营养素皆优于大米、小麦等细粮。

因此,在安排考生每天主食时,应将细粮与粗粮,粮谷与豆类、薯类、瓜类等食物予以适量多样搭配,才能使主食丰富多彩、富有品位又营养合理。按照我国传统饮食习惯及其主食营养搭配要求,以下几种搭配方式可供参考:

(1)细杂搭配:即在做米饭或面食时,配上一定数量的杂粮,如玉米、小米、薏米、高粱等杂粮。以使米饭或面类为主的主食,其各种营养素更趋均衡齐全。

(2)米麦搭配:即在做米饭时配上一定数量的麦类,如燕麦、莜麦、荞麦(尤其是炒制苦荞麦)等,以使主食既营养均衡又色艳味香。

(3)粮薯搭配:即在做米饭时配上一定数量的薯类食物,如红薯,以弥补米饭中所缺乏的赖氨酸,还可补缺胡萝卜素、B族维生素等营养素,又提升了主食的美食品位。

(4)粮豆搭配:即在做米饭时配上一定数量的豆类,如大豆、赤豆、绿豆、豌豆、蚕豆等,用豆类中所含的丰富赖氨酸,来弥补米饭中赖氨酸的先天不足。

(5)粮瓜搭配:即在做米饭时配上一定数量的瓜类食物,最常见的是南瓜米饭。由于南瓜中含有相当丰富的胡萝卜素,从而可补缺主食中胡萝卜素的不足。

(6)粮果搭配:即在做米饭时配上一定数量的果类食物,如红枣、莲子、核桃、栗子等以及瓜子类食物,不仅增加了主食中维生素、不饱和脂肪酸的含量,同时又使主食别有风味。

按照适量多样、常变花样、均衡营养的主食搭配原则,在色香味形俱佳前提下,可以将以上各类食物进行巧妙的组合、适宜的比例,做出丰富多样的营养主食。 如借鉴这一思路,做出各式各样的八宝饭、八宝粥甚至于多种多样、色味俱佳的糕点、面点,可使主食的营养美食品位更为完美。

4. 注重食材的荤素搭配

有些考生和家长在每次进餐时,总是少吃蔬菜,多吃荤菜,总认为这就是营养好。有的考生和家长还认为价格越高的食物营养越好,经常是一日三餐大鱼大肉,甚至于每天餐桌上少不了山珍海味,又极少吃蔬菜,认为这才是最好的营养。

其实并非如此,**荤菜与蔬菜所含有的营养成分是不同的,也各有各的营养优势或特点**。通常吃的鱼、肉、禽、蛋、奶等荤菜类食物,主要提供蛋白质、脂肪以及相应的一些矿物质、维生素;蔬菜、水果类食物主要是提供矿物质、膳食纤维、维生素等。又如大豆及豆制品,既是优质蛋白的丰富来源,也富含矿物质和 B 族维生素。

对于考生来说,要是**采用多荤少蔬**,也即**"三高三低"**(高蛋白、高脂肪、高能量和低矿物质、低维生素、低膳食纤维)**的膳食结构,势必造成蛋白质、脂肪等营养素摄入过量**,而人体所需的维生素 C 和胡萝卜素、膳食纤维以及诸多矿物质得不到生理满足。这样就会使身材慢慢胖起来,血压、血脂、血糖等指标也将跟着慢慢地高起来,进而发展为高血压、糖尿病、高血脂、脂肪肝甚至于心脑血管病等成年期的所谓"富贵病"。反之,如果多蔬少荤,诸如蛋白质的供给量满足不了机体的生理需要,就会影响青春健康和智力发展,可出现明显的精神萎靡,抗病能力下降,由此导致学习跟不上,也就不可能考出好成绩。

因此,**注重食材的荤素搭配,就是要求荤菜与蔬菜进行比例恰当的合理搭配**,以满足机体对各种营养素的生理需要量。设计一道有荤有素食材又搭配科学合理的菜肴,并不需要味精、香精等人工调味品,只要适量的葱、姜、蒜类加以点缀,就可通过自然提鲜成为风味十足的美味佳肴,又不至于产生某些有毒有害物质。

5. 恰到好处的粗细搭配

许多精细食材的营养"含金量"大不相同。人们通常把主食中大米、小麦粉称为细粮,其余的小米、玉米、高粱、燕麦、荞麦等统称为粗粮。在细粮中,经初步加工仅剥去粗糠而保留胚芽和内皮的大米称为糙米,经初步加工并保留麸皮和胚芽的面粉称为全麦面粉。而经过反复精细研磨的大米称为特等米(又称精白米),通过精细研磨的面粉称为富强面粉(又称高筋粉)。显然,对于经过精细加工的精白米和富强面粉,似乎将每一粒稻谷或小麦给予抽筋剥皮,除去了原来在表层和胚芽部位的维生素、矿物质、膳食纤维等营养素,剩下的主要营养成分就是碳水化合物,因而吃起来越咀嚼越感觉到甜滋滋,但营养价值大打折扣了。

因此,粗细粮食的口感品味并非与实际营养状况相匹配,大多粗杂粮食的营养成分比细粮丰富。如大米、小麦等,其 B 族维生素,矿物元素钙、铁、锌等绝大多数含在胚芽以及麦膜或谷膜中,精细研磨会使相当部分的营养素被丢失。例如,普通面粉与富强面粉相比,维生素 B_1 高 1.65 倍,钙高 1.15 倍,铁高 1.30 倍,锌高 1.69 倍。燕麦片与小麦粉相比,除碳水化合物外,蛋白质、脂肪、B 族维生素、钙、锌等的含量均为燕麦片高。

在各种蔬菜中,通常将较为鲜嫩的部分称为嫩菜,而较为硬老的部分称为老菜。有些考生在日常的膳食中,因为鲜嫩蔬果的口感较粗老的蔬果好吃,经常挑嫩弃老。各种蔬果中,较为粗老又色泽较深的蔬果营养素含量反而高。如芹菜叶中的维生素 B_1、维生素 B_2、维生素 C、胡萝卜素、锌、硒等营养素含量,均高于芹菜茎,特别是胡萝卜素高出 8.62 倍。芹菜叶部含有如此丰富的营养成分,是叶部直接接受太阳光合作用的结果。因而传统的吃芹菜捡茎弃叶完全是一种"营养盲"行为。

粗杂类食材的部分营养素含量高于精细类食物,并且摄入粗杂类食材可提高牙齿的咀嚼功能,促进牙齿的健康发育。但粗杂类食材也有一定缺陷,就是摄入体内后的消化吸收率相对较低。

总之,**既要摄取种类齐全的营养素,又要考虑到美食品位和消化吸收作用等因素,就要恰到好处的粗细搭配,有粗有细的均衡膳食。**

 食材搭配·小·技巧

如何进行粗硬食材细做和细软食材粗做,从而起到营养吸收与美食品位的互为兼顾? 如燕麦可做成燕麦浆,既润滑醇香又保留了其中全部的营养素。又如虾皮的制作,可先炒香筛弃杂质,然后在粉碎机粉碎,作为美味调料放到菜肴或汤菜中,从而大大提高菜肴的美食品位,又能使虾皮中的钙更好地吸收。

6. 增进食欲的色泽搭配

《黄帝内经》中说"五菜常为充,新鲜绿黄红",这就提醒我们,即使每天吃蔬菜也得要吃各色各样的。**不同颜色食物的科学合理搭配,既能提高视觉食欲和促进消化液分泌,又可使不同色泽食物中的营养素含量优势互补。**

如蔬菜类食物,虽然各种各样新鲜蔬菜普遍含有丰富的维生素、矿物质、膳食纤维,同时还含有类胡萝卜素、类黄酮和多糖等一些生物活性物质。然而,不同颜色蔬菜的营养成分有其各自特点。如深绿色蔬菜含有丰富的维生素 C 和 β- 胡萝卜素,钙、铁、锌、硒等矿物质的含量也相当丰富。又如胡萝卜(红色)中 β- 胡萝卜素含量特高,而白萝卜的维生素 C、维生素 E 含量相对较为丰富。

又如肉类,虽然各种各样的肉类普遍含有丰富的脂肪、蛋白质以及相应的一些矿物质、维生素,但不同颜色肉类的营养成分也有其各自特点。例如,通常被称为红肉的猪肉,其饱和脂肪酸含量相对较高;通常被称为白肉的鸡肉则不饱和脂肪酸含量相对较高。但是,相对而言,白肉中血红素铁的含量远远不如红肉。并且,**注重适当摄入富含血红素铁的红肉,也是预防缺铁性贫血的最好食疗措施。**

再如菌菇类,虽然各种各样菌菇类普遍含有较丰富的蛋白质,其中的游离氨基酸及核苷酸含量丰富,因而吃起来相当的鲜美。在菌菇中的 B 族维生素、维生素 D、烟酸、铁、钾、钠、磷、硒等各种微营养素的含量也相当的齐全,并且还含有许多多糖类物质。然而,不同颜色菌菇的营养成分也有各自特点。如在黑木耳中铁以及钙和 B 族维生素的含量特别高,在白蘑中磷、钾以及烟酸的含量相当丰富。

总之,选用各种颜色的食材,通过合理的色泽搭配,在提升菜肴色泽品位同时可以产生特有的自然美味,同时还能使不同颜色食材中营养素含量优势互补,从而使整个菜肴好看、好吃,营养一个也没有少。

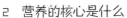

食材搭配小·窍门

如何做到增进食欲又营养均衡的色泽搭配呢? 如山药炖排骨(排骨、山药、黑木耳以及少许枸杞子点缀)、甜椒炒肉丝(鲜肉、甜椒、豆腐干以及少许胡萝卜丝点缀)等,既色泽好看又增进食欲,使各种食材的营养优势互补。其实,家庭做菜时,注重各种色泽食材的合理搭配,可以千变万化地做出多种多样的炒三样、炖三样、煨三样等营养美食佳肴。

7. 注意互补的水陆搭配

近年来,有些营养专家在一些科普宣讲中,常常对各种动物性食物的营养优劣作这样一个比较,即"**四条腿的不如两条腿的,两条腿的不如没有腿的**"。这里所指没有腿的是鱼类,两条腿的是鸡、鸭、鹅等禽类,四条腿的是猪、牛、羊等畜类。这是因为生活在水中的鱼类,其鱼蛋白的肌纤维较短,结构疏松,肉质细嫩,更易被人体消化吸收,并且鱼类所含有的脂肪大多数是不饱和脂肪酸,尤其是**深海鱼类含有更多的高度不饱和脂肪酸 EPA(二十碳五烯酸)和 DHA(二十二碳六烯酸),有利于降低血清总胆固醇、甘油三酯和低密度脂蛋白,有利于提高大脑活力和脑力劳动效率。**

但是,养殖在陆地上的鸡、鸭、鹅、猪、牛、羊等畜禽肉类,所含有的饱和脂肪酸和胆固醇并非完全是"坏东西"。如胆固醇,人体健康虽然需要量微小,但它是细胞膜、神经组织的构成成分,对于各种营养素的吸收、代谢及信息传递起重要作用,这是鱼类肉所缺乏的或是很难替代的。另外,**陆地上的禽类、畜类肉尤其是畜类肉的猪肉、牛肉等,其血红素铁的含量是鱼类的2~10 倍。因而,在选择动物性食物作为蛋白质供给时,要做到水陆食物合理搭配。**

在注重水陆鱼肉合理搭配同时,还应注重水产食品的海陆平衡。这是因为人体中所拥有的 21 种矿物质,在不同地域食物中的含量也不尽相同。从生态科学的角度看,海洋和湖泊是两个差异极大的生态环境,在生物体内所富集的物质必然也有所不同,如淡水鱼中往往缺碘而海水鱼中往往富含碘;而在淡水鱼类中所含的铁又高于海水鱼类。又如陆地上的黑木耳含有丰富的铁,海水里的海带含有丰富的碘。

因而,在注意营养互补的水陆搭配时,为了摄取更加全面均衡的营养,既要考虑到水陆搭配,又要注重水产品的海陆搭配,从而使营养上的优势互补更为完美。

鱼肉美味的缘由

人的舌头在鱼、肉中感受到的美味,与这些动物性食物中的氨基酸、多肽等物质成分有关。每一种氨基酸和多肽都呈现出一种滋味,例如谷氨酸就表现出鲜美的味道。不同的肉香味之所以不同,主要是脂肪部分的区别造成的。鱼的美味,主要来自于肌肉中含有的多种呈鲜氨基酸,如谷氨酸、组氨酸、亮氨酸等,再加上浸出物中的琥珀酸和含氮化合物如氧化三甲胺、嘌呤类物质等也增强了鱼肉鲜美的滋味。

8. 富有创意的多样搭配

现实生活中,有的考生吃的食谱很单调,他们常常吃的食物种类相当少。比如在主食方面就是吃米饭、面条等精细的粮食,而不吃粗食、薯类、杂豆类等。有的考生在副食方面限制更多,比如不喜欢吃鸡、鱼、牛肉、羊肉等,或者不喜欢吃小白菜、胡萝卜、芹菜、大蒜、洋葱等。

归纳起来,引起考生饮食单调的原因可能有两个方面:一是由于家长本身有偏食行为,以致每日采购食物的片面性;另一方面可能是家长过分宠爱孩子,以至于每天的菜篮子跟着孩子的口味转。以上两个原因,致使考生长年来得不到对诸多陌生食物了解、接触与感受的机会,由此造成考生食谱的单一,得不到满足他们生理需求的丰富全面营养供给。

目前市场上各种各样的食品种类越来越多,但各种食物所含的营养成分不尽相同,世界上又没有各种营养素含量相同的两种食物。**每一种食物之间营养成分的差异,既包括已公认的各种营养素含量,又包含尚未明了的营养成分及结构。**而且,每一种食物都有各自的营养特点,以及对维护健康与促进健康的某些独特优点。因而,考生的日常膳食应当在合理营养和平衡膳食的前提下,不断翻新食物种类,确保每日摄取的食物种类能更好地满足考生体力活动和学习效率的生理需要。

善于创意的食物多样搭配,可使考生在潜移默化的感受食物多样、常变花样、均衡营养中丰富食趣。同时,可使考生每天在乐享美食的过程中,分泌更多的消化液,促进食物消化与营养吸收,更好地支撑与助阵考生体力和脑力的高效劳动。

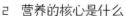 **相关链接**

现今世界各国都在倡导食物种类的多样化,有的国家已用某种法规形式确定每天应当摄取食物的种类,如日本确定每人每天所吃的食物种类必须在 35 种以上。我国临床营养学专家李瑞芬教授提出,中国人每天应吃到不少于 30 种食物。尤其是对于正在生长发育和处于中、高考特殊时期的考生,每天摄取食物的种类应当更多更广一些,以更好地促进健康发育和增进大脑活力。

9. 三餐合理的饥饱平衡

俗话说:"饥饱不均衡,伤胃又伤人",这一说法不无科学道理。遵循饥饱平衡的基本原则,就要饥不可太饥,饱不可太饱。

然而，有的考生往往因为早晨贪睡、中午时间紧张、晚上时间较富余，而形成早晨上学空肚、中午凑合填肚、晚上回家撑肚的习惯。这种饿一顿、饱一顿的一日三餐饥饱不平衡的膳食行为，不仅对胃肠道原本有规律的消化系统功能造成影响或损害，引起机体对食物营养的消化吸收能力下降，而且还影响考生一天学习效能的正常发挥。尤其是对于正在紧张迎考和复习阶段的考生，由于支撑大脑的营养供给时隐时现、时多时少，会影响到课堂学习效果。

考生在早上，如果因上学来不及而少吃或不吃早餐，身体即处于饥饿感状态，肠胃道消化系统就不能正常的规律性运转，而处于饥肠辘辘的空运转，容易导致消化功能退化。由于空运转未能供能量，整个上午的课堂学习，还有正常的生理活动与生活劳动等因素所消耗的能量完全靠前一天的晚餐营养来提供。**由于体内不能贮存很多糖原，考生不吃早餐，就会导致血糖浓度逐渐下降，到上午十点左右，往往就会出现明显的头晕目眩、脸色苍白甚至发生低血糖休克。**

如果在饥饿一顿后饱食下一顿，就会增加胃肠道负担，破坏消化系统功能活动的节律性。犹如一台洗衣机如果撑满衣服超负荷运转，可能会发生故障或缩短寿命。由于撑饱肚皮，在"洗衣机"超负荷运转的过程中，过剩的碳水化合物、脂肪以及蛋白质等营养素，转化为脂肪形式贮存在体内，容易成为导致肥胖的一个重要因素。另一些过多营养物质如蛋白质，通过体内代谢分解从肾脏排出体外，自然会加重心脏与肝脏、肾脏等消化代谢器官的负担。

因此，无论是考生大脑在课堂学习或紧张复习时的特殊营养需要，还是考生正常生理或体育活动的营养需要，都应遵循机体营养需求的生理规律特点，定时定量的安排好每日的食物营养供给，切实做到三餐合理的饥饱平衡。

10. 把握分寸的摄排平衡

国家卫生部、全国爱卫会和中国疾病预防控制中心曾于 2007 年共同发起全民健康生活方式行动——**"健康一二一"**，即 **"日行一万步，吃动两平衡，健康一辈子"**。其中 **"吃动两平衡"**，就是倡导和引导广大城乡居民日常的食物营养摄入量，要与其生理活动、学习和劳动的需求量相平衡。

在中国营养学会发布的《中国居民膳食营养素参考摄入量》中，确定了不同年龄性别人群的营养素供给量标准。但是，这个标准是针对不同年龄性别的群体而言的。而在实际使用过程中,还要根据不同个体的实际高矮肥瘦、活动能量支出多少以及消化吸收状况,确定与其相适应的营养摄入量。

只有使消耗量处于动态平衡状态,才能使生理活动过程健康发展,保持健康体魄和匀称身材。

在不同年龄与性别的考生中,有些考生的生长发育突增期来得早一些,在同龄的考生中显得人高马大,他们的每日营养素需要量就比其他考生要多,才能适应其生长发育的生理需要。有考生还喜欢每天或定期进行跑步、打球、游泳等体育活动,这时他们的体力活动量就比一般同龄人大,他们每日的消耗能量相应也大,其营养素供给量也得相应增加。有些考生的消化吸收功能较好,对食物的消化利用率较高,并且每日的活动量较小,则营养供给量应相应减少。如将吸收好又活动少的考生的营养供给量,等同于体力活动量大的同龄考生,就会使多余的能量在体内积存起来,从而逐渐变胖。

因此,在根据年龄、性别安排每天膳食营养摄入数量时,还得联系各自的高矮肥瘦实际情况、体力活动量大小以及消化吸收功能等方面的不同特点,注重把握分寸,做到摄排平衡,才能保持健康体重。否则,体形不是向消瘦型演变,就是向肥胖型发展。如要把握好膳食营养的摄排平衡,较为简便的方法就是在家里备一台体重秤,在每天的同一时间称一下,以不断调节与改进每天的膳食结构。

 温馨小·提示

现在市场有一种家用体重秤,不仅仅称得精确体重,同时还能测试脂肪含量、水分含量、肌肉含量、骨骼含量、基础代谢量等。虽然可能准确度不是十分的高,但是具有一定的参考价值。选购一台品牌的健康体重秤,对体重与健康管理还是有所帮助的。

11. 循规蹈矩的嚼动平衡

有的考生在每次吃饭时,为了尽快完成堆积如山的作业,总是狼吞虎咽,不到几分钟时间就草草解决了一顿正餐。

这种草草了事的进餐方法,由于没有将食物尤其是较为硬性的食物进行充分地咀嚼,即没有很好地把食物充分的磨细粉碎,从口腔、食道到胃肠不能分泌较多的消化液力助食物消化。由于狼吞虎咽吃进的食物得不到有

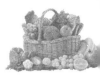

效消化,也就谈不上较好的营养吸收,不可能满足考生体能活动和大脑活力的生理基本需求。

人类的一副牙齿有 32 颗,其结构与排列是非常科学合理的。其中长在后面的 20 颗臼齿主要用于磨碎五谷杂粮,长在前面的 8 颗切齿主要用于切咬瓜果蔬菜,长在两侧臼齿和切齿之间的 4 颗犬齿主要用于撕咬鸡鸭鱼肉。并且,**臼齿∶切齿∶犬齿的比例为 5∶2∶1,相当符合平衡营养要求的每人每天所吃谷物、蔬果和肉类的基本数量比例。**

合理营养的平衡膳食所包含细嚼慢咽的科学道理,还在于根据营养搭配丰富的食物种类、种属要遵循 5∶2∶1 的比例,符合不同食物的形块性状特点,不同牙齿功能的分工,有利于各司其职并协调有序的进食,做到循规蹈矩的嚼动平衡,才能使平衡膳食理论的实践在进餐环节中得到淋漓尽致的彰显,从而既能摄取到最佳的食材营养,又能感享到不同食物特有的天然美味。

并且,食宜细缓,不可粗速,循规蹈矩的嚼动平衡还有一个科学道理,就是在嚼动平衡的细嚼慢咽过程中分泌更多的唾液。在唾液中含有的粘蛋白、黏多糖、溶菌酶、唾液淀粉酶免疫球蛋白有益物质,不仅具有润滑口腔黏膜、溶解食物和便于吞咽的作用,还具有帮助消化、消炎抗菌、提高免疫力等多种作用。

12. 适可而止的稀干平衡

作者曾经遇到一名初三考生,一次饭后腹部突然绞痛得厉害,家里父母赶快把他送到医院急诊。外科医生通过细致检查发现,他的胃部出现了穿孔,并且已经并发了急性腹膜炎。医生在腹腔镜下进行了胃修补后,病情才算得到控制。

胃穿孔本来多见于 50 岁以上的中老年人。但是,近年来在青少年中胃穿孔的发病率也在上升,并且据有关报道发病年龄小的只有 10 岁。分析在青少年中胃穿孔发生多起来的主要原因,在于经常正餐时吃了太多太干、油炸的、腌制的、刺激的食物,又没有在吃饭同时喝些汤,由此造成稀干不平衡的恶果。

考生在日常膳食中要注意食物性状的稀干搭配,做到适可而止的稀干平衡,也有利于消化道消化液的正常分泌,有助于食物正常的消化和营养吸收。

如果考生吃的食物太干,不容易分泌出与其食物数量相匹配的唾液、胃液等消化液,也就不可能对所吃的食物予以有效消化。而如果吃的食物太

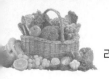

稀,会使本来正常分泌的消化液被冲淡稀释,也会使没有很好咀嚼细碎的食物在消化道一路滑落下去,最终没有使机体有效消化食物,也就得不到相应的营养吸收了。

又则,在注意有稀有干的饮食过程中,选择和喝上一个美食汤菜,不仅仅有助于食物的消化吸收,还能提升营养美食的特定价值。因为,**一份食材搭配合理的汤菜,具有补缺营养、补充水分、调整食欲的作用。**

13. 内外呼应的热寒平衡

有的考生喜欢吃西瓜,即使在寒冷的天气也要大口大口地吃下三五瓣西瓜,这样才觉得过瘾。殊不知,西瓜是寒性食物,具有清热解暑、生津止渴、利尿除湿的作用。如果在寒冷时吃过多的西瓜,不仅使身体发寒,还会刺激胃肠道引起消化不良甚至于腹泻。并且,西瓜的碳水化合物含量较高,而其他营养素含量较低。

祖国医学认为,在自然界中各种食物如同中药也有性味之分。性味一般分为"四性五味",四性即"寒、热、温、平",五味即"酸、苦、甘、辛、咸"。**事实上,许多食物本身就是食药同源的。不同性味的食物,可以不同程度地起到类似中药性质的防治疾病作用,如绿豆性寒味甘,能清热解毒;羊肉性温味甘,能补虚祛寒。**

要根据体质差异选择相应的性味食物。如果体质偏凉、偏寒,尽量减少吃一些性凉、性寒的食物。如果身体偏温、偏热或是热性体质,应当减少性温及一些热性、大热的食物。与此同时,还要根据自然界气温变化,或者是根据不同个体阶段性的体质健康变化,选择相应性味食物,才能使体质保持健康状态。

常见性味温热的食物有大麦、高粱、辣椒、橘子、桂圆、荔枝、羊肉、狗肉、黄鳝、虾等,具有补虚劳、祛寒冷、温补气血、暖腰膝等作用。民间在冬天寒冷天气,常以羊肉、狗肉等作为暖身保健佳品,其道理便不问自明了。常见性味为寒冷的食物有豌豆、绿豆、蘑菇、西瓜、冬瓜、海参、螃蟹、兔肉等,具有清热解毒、消烦止渴、消肿下气、滋阴凉血等作用。

考生如果偏食温热类食物,或者偏食寒冷类食物,都会对体质产生相应的影响,并且还可影响到一个人的性格特征。如生活在北极地区的爱斯基摩人,常年以猎取野牛、野狗等温热性味食物为主,使其体质热性,性格常会比较急躁。

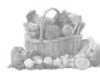

因此，在我们的日常膳食中，要**根据个体差异和季节性气温变化的特点，注意内外呼应的热寒平衡，注重选择与调整不同性味食物的摄入量**。否则，由于摄入食物性味与体质不适宜，人体的健康状况以及性格都将受到不同程度影响。

14. 取舍诱惑的酸碱平衡

在日常饮食中，如果稍加注重舌尖美味，就会品味到只有荤素搭配才会有滋有味。但是，假如在参加宴席时，吃了大量鱼肉甚至山珍海味，又没有吃一定量的瓜果蔬菜，就会感觉到胃里难受和嘴巴发腻，其实这就是一种"轻度酸中毒"表现。如果吃了大鱼大肉再加上大量饮酒，导致剧烈恶心、呕吐，所呕出的混合物往往有一股浓浓的酸臭味，这就是一种"急性酸中毒"的表现。

众所周知，在地球地壳表面的土壤，大部分可分为酸土和碱土。由此及彼，大自然赐予人类所吃的各种各样食物，根据不同食物进入体内经消化吸收及新陈代谢作用后所形成的最终产物不同，也将分为酸性食物和碱性食物。凡含有氯、硫、磷等非金属元素总量较高，并在体内最终代谢产物呈酸性的食物称为酸性食物，如畜类、禽类、蛋类、鱼虾类等荤菜类食物。凡含有钙、钠、钾、镁等金属元素含量较高，并在体内最终代谢产物呈碱性的食物称为碱性食物，如海带、菠菜、胡萝卜、芹菜、黄瓜、西瓜、苹果等各种瓜果蔬菜。水果在味觉上虽然呈酸性，但在体内氧化分解后剩下的产物是碱性的，故也是碱性食物。

俗话说："酸碱不平衡，体内百病生"。这是因为人的体液，包括血液、细胞内液和细胞外液都必须保持适宜的酸碱度，才能维持正常的生命活动。医学上用体液氢离子的浓度（pH）表示酸碱度，人体血液的酸碱度正常范围为 pH7.35~7.45。如果饮食中食物搭配比例不当，容易引起人体生理上酸碱平衡的失调。例如偏食荤菜而少吃甚至不吃蔬果、豆制品和菌藻类，以致血液偏酸性的现象较为常见。这样不仅会增加钙、镁等元素的消耗，引起不同程度的缺钙症，而且血液的色泽加深，黏度增大，还会引起各种酸中毒病症。在儿童少年中常见的酸中毒表现为皮肤病、神经衰弱、胃酸过多、龋齿等，还可导致骨密度下降诱发骨折甚至于导致软骨病。

因此，在日常膳食中注重取舍诱惑的酸碱平衡，注意酸性食物和碱性食物的合理搭配，控制酸性食物和适当增加碱性食物的摄入，才会使体质保持酸碱平衡，富有健康活力。

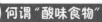 何谓"酸味食物"

人有很多的味觉,其中酸味就是其中之一。人吃到嘴里感觉到发酸的食物,叫酸味食物。其实这个只是味觉的一种刺激,也只能证明这种食物本身就含有酸味,而并不代表它进入到身体后,就会与酸性食物一样,能产生酸性的营养物质。

15. 纠偏求全的五味平衡

人们在日常饮食中所说的"五味",主要指"酸、苦、甜、辣、咸"五种口味,也可以说是中医所指的"酸、苦、甘、辛、咸"五味。这五味既包括食物本身所具备的性味,也包括日常家庭中所用调味品的五味。五味调和,是均衡营养促进健康的一个基本要素。

根据中医理论认为,食物也有"寒热温凉"四气、"辛甘苦酸咸"五味之别。五味入口,各有所归。如生姜、葱白辛味温散;山药、芡实甘味和缓;乌梅、山楂酸味收涩。**甜养脾,过则伤脾;酸养肝,过则伤肝;咸养肾,过则伤肾;辣养肺,过则伤肺;苦养心,过则伤心。**由此认为体质虚寒由之因,缘于五味是否匀,要是五味不平衡,体内就会百病生。也即古人所说的"五味不平衡,体内百病生"。

根据现代医学理论分析,对于食物本身所含有的不同性味,即使是日常家庭中所用油、盐、酱、醋等调味品,食多食少均可引起相应营养过剩症或缺乏症。如甜味,不论是食物中还是食糖中的甜,都属于产能营养素一类,要是经常多吃这些食物就容易使能量过剩引起肥胖,少食可引起蛋白质—热能营养不良症。

又如酸味,酸味的调味品如食醋,适量食用可以起到帮助消化、促进食欲与抑制病菌的作用而有益健康,如多食将影响食物中钙的吸收及加速骨骼中钙离子的流失,还容易引起龋齿。

再如苦味,最有代表性的是苦瓜,本来具有养心、明目、清热、解毒、醒脑、防癌等功效,又具有纠偏五味平衡的作用。但摄入过多不仅会影响其他营养素的正常摄入量,还会导致腹泻或者胃病发作。

因此,**在每天的饮食中纠偏求全的五味平衡,既有益于均衡营养以增进健康,又可预防相应的一些营养过剩症或缺乏症发生。**

16. 估算耗能的动静平衡

《中国居民膳食指南（2016）》核心推荐的第 2 条，就是"吃动平衡，健康体重"。根据其基本要求，考生每日的能量和各种营养素的摄入量，不仅应与其健康发育与大脑学习需求相符合，还得与其体力活动的需要量相符合，才能保持不胖不瘦的身材，充满青春健康活力。

譬如一个十五六岁的青春期少女，她每天的学习和活动（按轻体力劳动强度计算），再加上生长发育和正常生理需要量，每天对能量的需要量在 2400kcal 左右。这相当于在一天中吃了 3 碗米饭（约 700g）、1 块红烧肉（约 75g）、1 小把核桃肉（约 25g）、1 包薯片（约 50g）、2 根香蕉（约 120g），再加上 25g 食用油（烹调用）。况且，在各种各样动物性或植物性食物中，所含有的脂肪、蛋白质、碳水化合物都会产生相应的能量。

如果在平时动得少而吃得多，尤其肉类、甜食类等高能量食物吃得过多，就会使多吃进去的脂肪、碳水化合物等营养素消化不了，将通过合成代谢转化为甘油三酯储存在内脏表面和皮下组织，从而使身体越来越胖。如果在平时动得多而吃得少，就会使体内储存的脂肪被动员出来，经血液循环输送到全身以满足过多活动的能量需要，从而使身体越来越瘦。

有的考生因为超重甚至于轻度肥胖，为了甩掉身上多余的脂肪以减轻体重，就会选择较强运动量的跑步以消耗身上的多余脂肪。然而，当他跑完步后，如果又吃了一大块冰淇淋（约 170g，265kcal 的能量），就会抵消他跑步消耗的能量了。

因此，对每天一日三餐所吃的各种食物要有所了解。要了解所吃各种食物的能量和各种营养素的含量，是否与自己活动（或劳动）强度所需能量相符合，即要初步估算耗能的动静平衡，基本做到吃动两平衡，才能保持健康体重。

 名词解释

千卡：千卡也叫作大卡。是一个能量（又称热量）单位，1 千卡即 1000 卡，也即 1kg 水温度升高 1℃所需的能量（符号 kcal）。卡是卡路里的简称，由英文 Calorie 音译而来（缩写为 cal），其定义为将 1g 水在 1 大气压下提升 1℃所需要的热量。卡路里（calorie）是个能量单位，

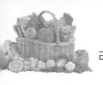
如今仍被广泛使用在营养计量和健身手册上。国际标准的能量单位是焦耳（J）。1kcal=4186J，1cal=4.2J。

 专家箴言

　　构建生命与健康的基础材料，全在自然界的各种天然食物中。注重适量多样、种类齐全的食物搭配，在一日三餐中摄取食物营养与其生理需求平衡，是均衡营养促进健康的核心所在。

——前国家食物与营养咨询委员会副主任　蒋建平教授

 专家解读

"中国居民平衡膳食餐盘"简介

　　民以食为天，食以营为本。营养贵在全面、均衡、适量，营养又主要来自一日三餐的平衡膳食。也即营养的核心是均衡。中国营养学会于2016年公布的"中国居民平衡膳食餐盘"，旨在指导大家每天如何吃好每一餐。

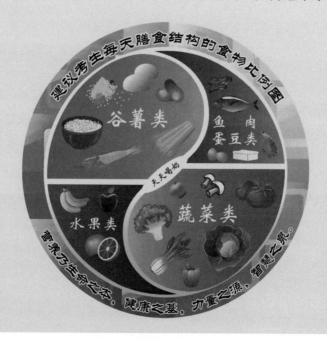

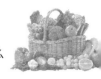

只有灯塔指明了方向,路灯照亮了大路,一步一步地走,才能达到平衡健康的膳食。这个"餐盘"同样是《中国居民膳食指南(2016)》核心内容的体现,它描述了每餐膳食的食物组成和大致重量比例,更形象直观地展现了平衡膳食的合理组合与搭配,可以作为每一餐的参考。

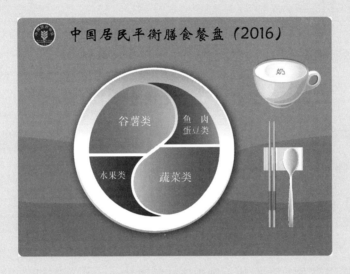

如图所示,餐盘分成谷薯类、鱼肉蛋豆类、蔬菜类、水果类四部分,蔬菜和谷物比重所占的面积最大,约占重量27%~35%;提供蛋白质的动物性食品所占面积最少,约占总膳食重量的15%;餐盘旁牛奶杯提示了奶制品的重要性。餐盘适用于各类健康人群。

从图片上可以看出,蔬菜和谷薯类占比一样多,水果与鱼肉蛋豆类一样多。荤菜类约是蔬菜的一半少一些。图中提示每天一杯奶,或相当于300g液态奶的奶制品。所以,在吃饭中选取各种食物时要注意好比例。

也就是说,建议在吃饭时,吃一大口饭配合一大口蔬菜,吃完两大口菜和饭之后再吃一小块肉。如此为一个循环,然后到吃饱为止,这样就能比较好的控制各类食物摄入的比例了。

大脑处于活跃的状态,有良好的注意力、记忆力、决断力,是成功的保证,而这些又都需要摄取多种营养物质为大脑提供基础。营养在很大程度上决定了大脑的运转效率,决定了人类的成功。

——首都医科大学附属北京安定医院　贾竑晓教授

 大脑健康吃点啥

1. 吃点"好"的糖,供给足够"脑能量"

(1)大脑贪吃鬼,是个耗能的"大灯泡"

大脑内约含有 140 亿个神经细胞(神经元),近 9000 亿个脑神经胶质细胞,这个数量与银河系的星星相近。每个脑细胞都有一个"小型发电厂",在日夜不停地飞速运转着,供给细胞活动的能量。这个小型发电厂就是细胞内的线粒体。如果把每一个细胞看作是一颗星,那么,大脑便是一个生物宇宙。这些发电厂产生的能量能够点燃一盏 20 瓦的灯泡。由此可见,大脑每天需要消耗大量的"发电燃料",糖类即是大脑细胞活力的能源。

人只要活着,大脑是永不会停止活动的。即使睡着了,大脑仍然在消耗着能量。换句话说,大脑在进行"睡眠"作业时也在活跃地运动着。大脑思考得越多,其神经元需要的葡萄糖就越多。经过测试,大脑每小时消耗 4~5g 糖,每天约需 100~200g。大脑这个人体司令部,每天要消耗掉肝脏储存血糖的 75%,相当于人体约 1/5 的能量,耗氧量占全身耗氧量的 20%。

(2)大脑"甜"口味,似个爱吃糖的"小孩"

由于"血脑屏障"的存在,血液中脂肪和氨基酸进入脑组织会很辛苦,所以大脑和整个神经系统都有自己的"甜口味",它们极度偏爱葡萄糖,依靠它来供应能量,而不喜欢使用辛辛苦苦进入大脑的脂肪和氨基酸去干"发电"这种体力活。一旦血液中的葡萄糖含量降低到一定水平以下,大脑工作效率就会低下,比如注意力难以集中,思维迟钝,昏昏欲睡,就像早上不吃饭的学生到了上午第四节课的感觉那样。**葡萄糖供应严重不足时,大脑就要"闹罢工",感觉就是眼前发黑,意识模糊,甚至发生低血糖昏迷。**

用脑时间越多,葡萄糖消耗就越快,大脑就像一个爱吃糖的小孩,只能不断地从流经大脑的血液中摄取糖,而血糖被大脑使用而降低到一定程度之后,人的反应就是饥饿来袭,想多吃淀粉类的食物或甜食。

何谓"血脑屏障"

血脑屏障,是指脑毛细血管阻止某些物质(多半是有害的)进入脑循环血的结构。除了氧气、二氧化碳和葡萄糖,它几乎不让其他物质通过,大部分的药物和蛋白质由于分子结构较大,一般无法通过。

(3)大脑爱"挑食",喜欢"好脾气"的"慢性糖"

你知道吗? 我们的大脑其实很"挑食",吃进它喜欢的食物,它会变得更加灵活聪明。如果吃进它不爱的食物,则会让它转动变慢,甚至会损伤脑细胞、降低智商。

大脑是从血液中摄取葡萄糖获得能量的,血液中的糖分含量叫作血糖值。血糖的稳定对大脑正常运转至关重要。**要使大脑保持良好的工作状态,血糖太高或太低都不好。合理安排饮食,让大脑始终处在理想的血糖水平,这是拥有一个优秀大脑的重要秘诀。**

不过,需要提醒大家的是,大脑需要糖,并不是就要大嚼糖块、巧克力或者拼命地吃白糖、红糖,这样做是有害无益的。我们吃进去的食物中,有的糖"急脾气",快速地分解为葡萄糖并进入血液,使血糖快速升高;有的糖"慢性子",在消化过程中"细水长流"的缓慢释放葡萄糖,使血糖升高缓慢且能保持平稳,这样大脑细胞就能源源不断地获取能量。为了判断食物释放葡萄糖快慢的"脾气",营养学上提出了升糖指数(GI)这个概念,它指的是食物进入人体两个小时内血糖升高的相对速度。

一般升糖指数高于 70 的食物称为高升糖指数的碳水化合物,常见的有白米饭、精白面、西瓜、菠萝、蜂蜜、蔗糖等;升糖指数为 55~70 的食物称为中等升糖指数的碳水化合物,常见的有畜肉、粗粮面包、玉米、红薯、猕猴桃、香蕉等;升糖指数低于 55 的食物称为低升糖指数的碳水化合物,常见的有菠菜、海带、大豆、鸡蛋、鱼肉、牛奶等。

为了保持良好的大脑功能和情绪,应尽量将血糖维持在正常范围。**最**

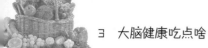

好的办法是根据大脑的需求安排饮食——减少食用糖的用量,选择缓慢升高血糖的碳水化合物或者高升糖指数食物和低升糖指数食物混在一起吃,这样才可使整顿饭总的升糖指数降低。

 何谓"血糖"

血液中的糖分称为血糖,绝大多数情况下都是葡萄糖(英文简写Glu)。体内各组织细胞活动所需的能量大部分来自葡萄糖,所以血糖必须保持一定的水平才能维持体内各器官和组织的需要。正常人在空腹血糖浓度为 3.61~6.11mmol/L;空腹血糖浓度超过 7.0mmol/L 称为高血糖;血糖浓度低于 3.61mmol/L 称为低血糖。

2. 适量优质蛋白,等于补充"脑白金"

早在 300 多年前,恩格斯说:"生命是蛋白质的存在方式,这个存在方式的基本因素,在于和它周围的外部自然界不断地新陈代谢,而且这种新陈代谢一旦停止,生命就随之停止,结果便是蛋白质的分解"。晨练、上课、考试、吃饭……一切生命活动都离不开蛋白质——人的肌肉、大脑、骨骼、内脏器官和身体组织的主要成分都是蛋白质。没有蛋白质,人体就不能运动、不能思考、心脏不再跳动、血液不能再输送氧气。

蛋白质的基本结构单位是氨基酸,组成人体蛋白质的氨基酸有 20 余种,其中赖氨酸、色氨酸、苯丙氨酸、甲硫氨酸、苏氨酸、异亮氨酸、亮氨酸、缬氨酸 8 种不能在人体内合成,必需由食物提供的称为"必需氨基酸",其中对于婴幼儿来说组氨酸也是必需氨基酸(计 9 种)。

(1)蛋白质——睿智的源泉

人类一直被誉为地球上最聪明的生物,但是谁也解释不清这是为什么。据英国每日邮报报道,美国科罗拉多大学的詹姆斯·斯克拉(James Sikela)教授研究发现,人类大脑蛋白质中的一种 DUF1220 微小颗粒可能是使人类变成地球上最聪慧生物的原因之一。

蛋白质是脑细胞的主要成分之一,在大脑细胞中的比重为 30%~35%,是脑细胞生长、发育和神经纤维修复、再生的主要成分之一。大脑细胞接受、产生、传导信息功能和智力的发展如记忆、语言、思维等方面,均以氨基酸为物质基础。

新生儿和婴儿如果缺乏氨基酸,常会影响大脑发育,轻者致大脑发育迟缓,严重者智力缺陷;9种必需氨基酸(包括组氨酸)中任何一种氨基酸缺乏,都可使生长发生障碍,个别氨基酸缺乏可产生一些特殊症状,如异亮氨酸缺乏会惊厥,赖氨酸缺乏可有恶心、眩晕现象。因此为了保证胎儿和各年龄组婴儿大脑的发育,力助健脑和益智,必须注意对孕妇、儿童补充足够蛋白质,确保以上各种必需氨基酸的供给。各种鱼、肉、蛋、动物内脏、动物脑组织和奶制品类食物中,含有与人脑细胞相近比例的氨基酸。

（2）大脑需要多少蛋白质

蛋白质是构成人体各组织器官的主要材料,同时人体整个新陈代谢过程都需要蛋白质,大脑从事复杂的智力活动更需要优质的蛋白质。

健康大脑到底需要多少蛋白质？这取决于许多因素,包括体重、一般脑力消耗程度、整体饮食性质,以及在某种程度上食用蛋白质的种类。当然,**人体需要的蛋白质在数量上并不苛求,并不是越多越好,而是等量就好**。尤其是最好含有8种必需氨基酸,如蛋、鱼、肉及乳制品所含的必需氨基酸都比较齐全,它们的营养价值也就比较高,大豆类也是优质蛋白。

对于大脑高效劳动的考生来说,蛋白质的食物来源既要与其生理需求相匹配,又要注重动物性以及豆类等食物中优质蛋白摄入量。同时,还得注意做到"两个1∶1",即**动物性蛋白质与植物性蛋白质的食物来源比例1∶1,鱼类与肉类的来源1∶1,优质蛋白最好占每日蛋白质供给总量的50%左右**。

考生早餐中摄入优质蛋白重要性

美国密苏里大学的研究人员以18~55岁的女性为研究对象,研究结果显示,蛋白质丰富的早餐使血糖稳定、精力充沛、思维敏捷、心情愉快。国内外许多营养学家认为:早餐应该是一日中最好的一餐,需要富含蛋白质以保证血糖较持久地维持正常水平,才能有充沛的精力投入到学习和工作中去。

3. 适量好的脂肪,等于补充"脑黄金"

人们通常俗称的脂肪其实代表大概念的脂类。脂类包括脂肪和类脂。脂肪又称三酰甘油,是由一分子甘油和三分子脂肪酸结合而成,它包括饱和脂肪酸、单不饱和脂肪酸、多不饱和脂肪酸。类脂包括磷脂和固醇类。在磷脂中又分磷酸甘油酯和神经鞘脂两类,其中机体主要的神经鞘脂是神经磷鞘脂。

大脑是脂肪含量最丰富的器官,其中 60% 的固体成分是类脂,而包裹神经纤维的胶质(称作髓磷脂鞘)所含的脂质更多,因而脂肪是脑细胞"墙壁"的"建筑材料"。但是,如果吃的脂肪不对路,大脑原有的联系通路就会被破坏,即使天生有一个好大脑也是枉然——从出生到童年,从青春期到中年、老年,如果饮食中含有较多有害的脂肪,大脑就无法良好运转。

好的脂肪相当于给大脑补充"脑黄金"。如必需脂肪酸和建构脑细胞膜的磷脂,对于大脑的发育具有至关重要的作用。如果必需脂肪酸含量低的话,智力水平也会较常人低。必需脂肪酸的 DHA(二十二碳六烯酸),是最好的 ω-3 系不饱和脂肪酸,在鲭鱼、鲑鱼、三文鱼、秋刀鱼、带鱼以及淡水鱼的鲈鱼、鲶鱼中含量较高;EPA(二十碳五烯酸)是另一种高效的不饱和脂肪酸,在鱼肉和鱼油中含量丰富;DPA(二十二碳五烯酸)是人类初乳中才有的长链不饱和脂肪酸,在人乳和海豹油中含量高,是鱼油及各种食物中缺乏的。

磷脂中的卵磷脂,是构成大脑和脊髓的主要成分之一。其中最主要的成分磷脂酰胆碱,可以转化为体内神经传递物质乙酰胆碱。**乙酰胆碱是中枢神经间传递信息的重要物质,它使大脑具有灵敏的反应性和联想性,是大脑思维、记忆及其他智能活动所必需的物质,故乙酰胆碱常被称为"记忆素"**。卵磷脂包括以大豆为原料所提取的大豆卵磷脂,和从其他原料提取的蛋黄磷脂、花生磷脂、菜籽磷脂等四十余种。由于磷脂最早是从蛋黄中提取出来的,故在习惯上和商业上都往往将这类磷脂统称为卵磷脂。

人们通常所说的坏脂肪往往是指饱和脂肪酸,食物来源主要是畜类、禽类等动物性食物和乳类。但是,饱和脂肪酸也是人体生理所必需的,如果摄入严重不足会使血管变脆,易引发脑出血、贫血等相关病症。因而,也不能将饱和脂肪酸一棍子打死。

因此,按照营养学基本要求,摄入食物中的饱和脂肪酸、不饱和脂肪酸、多不饱和脂肪酸的理想比例为 1:1:1。**其中摄入的多不饱和脂肪酸的理想比例,即摄入 ω-6 和 ω-3 系脂肪酸的比例为 4:1**。而对于考生来说,摄入更多的 ω-3 系脂肪酸更有益于大脑高效劳动。

把有害脂肪挡在大脑之外的六条途径

1. 少摄入奶油和红色肉类。

2. 不吃人造黄油、起酥油、沙拉调味汁。

3. 注重选用米糠油、橄榄油、山茶油、亚麻籽油作为烹调油。

4. 不吃不健康的加工食品,如炸薯条和爆米花等用油煎炸、烘烤或爆出来的食品。

5. 每周吃鱼 2~3 次,每次 100~150g。

6. 学会查看营养标签,以帮助减少饱和脂肪、反式脂肪的摄入和增加不饱和脂肪食物的摄入量。

 专家解读

好的脂肪也可来自肥肉

长年以来,大家总是把肥肉与超重和肥胖以及得高血压、高血脂、冠心病等"富贵病"联系在一起,似乎吃肥肉就是患这些疾病的罪魁祸首。

虽然肥肉中所含的脂肪主要是饱和脂肪酸(也就是不好的脂肪),极其不利于心脑血管健康。但是,近年众多科学研究发现,殊如白煮肉、红烧肉等用饱和脂肪酸含量极高的五花肉、肉排烹制的菜肴,只要炖煲足够时间就可使肥肉中饱和脂肪酸转化为"好的脂肪"了。

研究发现,随着肥肉炖煲时间的延长,猪肉中的饱和脂肪酸含量大幅度下降,炖煲两个小时以上的肥肉可下降 46.5%,达到最低点。而单不饱和脂肪酸和多不饱和脂肪酸的含量,随着炖煲时间的延长而不断增加,两小时达到最高值。通过长时间慢炖的烹饪方法,可以使肥肉中对人体心脑血管不利的因素(饱和脂肪酸和胆固醇)转化为对人体有利的因素(单、多不饱和脂肪酸)。同时,慢慢炖烂的肥肉保留了猪肉原本的营养成分(丰富的维生素 B₁、蛋白质和必需的脂肪酸),而且胶质部分更容易被人体消化吸收,又能使红烧肉产生浓郁的脂香美味。

因此,考生如果本来喜欢吃肥肉的话,只要把握好时间和火候,采用慢炖的方法,完全可以每天吃一点肥肉,同样有益于大脑的健康。

4. 注重补铁，让脑细胞充满活力

铁是一切生命体都不可缺少的必需微量元素，也是人体中最丰富的过渡金属元素，主要参与氧的转运和利用，其精细复杂的调控过程对于维持正常生命活动具有重要的生理意义。**铁是合成血红蛋白必需的原料，人体内缺铁可造成贫血。如血液中血红蛋白数目减少，血红蛋白含量降低，可导致血液运输氧的功能下降，容易造成人体一些重要器官缺氧。**

铁在大脑内主要分布在少突胶质细胞。在发育过程中，铁主要参与髓鞘的合成代谢。缺铁可以导致神经系统髓鞘化不足，神经元动作电位传导速度降低，长期缺铁表现为反应迟钝、疲倦、学习和工作能力降低等。

食物中的铁主要以两种状态存在，血红素铁与非血红素铁，分别具有不同的吸收机理，相互独立地吸收，分别受不同的因素影响。非血红素铁存在于谷类、蔬菜、水果和植物根茎中，是食物中铁的主要形式，但是吸收受食物成分影响很大，吸收率只有 1%~4%。而血红素铁吸收较少受其他因素影响，吸收率稳定在 25% 左右。肉类尤其是红肉，在铁的营养吸收中主要起两个作用：一是提高血红素铁；二是增强血红素铁和非血红素铁的吸收。

临床研究显示，脑组织发育过程中铁缺乏将导致儿童不可逆的行为和认知障碍。而铁过量将会导致自由基反应而使神经元死亡，以及发生多种中枢神经系统疾病。因此，铁及其生理平衡在脑的功能活动中有着十分重要的地位。如果体内缺铁，考生的记忆力及其体能都会打折。有研究表明，儿童缺铁使认知测验分低 0.5 个标准差，智商 IQ 降低 5~8 分。

铁元素在体内可以被反复利用，因而健康成人每日只需要吸收 1mg 左右的铁即可满足机体生理需要。然而，不同年龄性别人群的需铁量有所不同，如 7~10 岁为 13mg 左右；14~17 岁年龄的男生为 17mg 左右，女生为 18mg 左右。富含血红素铁的食物依此为动物肝脏、动物血、红肉类。富含非血红铁的食物有海苔、紫菜、黑木耳等黑色的菌藻类。但摄入这些富含非血红素铁的食物时，应同时摄入富含维生素 C 的果蔬类食物才会使铁被机体更好地吸收。

温馨提示

有关研究表明，缺铁性贫血是与营养有关的青春期重要卫生问题

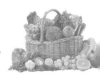

之一。缺铁的青少年速度和耐力素质会下降,贫血的学生3种智商(言语、操作、全量表智商)均略低于正常学生。青少年缺少铁,会出现不爱动脑思考问题、精神不易集中、学习能力和记忆力下降及缺乏耐力等表现。

5. 注重补锌,让大脑思维放飞

"锌"有"生命之花""智力元素"的美誉,是人体必需的微量元素,是人体内200多种酶的重要组成成分,与生长发育、智力发育、大脑发育和性成熟关系密切。与其他器官相比,大脑中含有大量的锌,而海马内锌含量最高。**锌对维持海马功能起重要作用,大脑中海马是学习记忆的重要核团。**

缺锌还会使脑细胞中的DNA和蛋白合成发生障碍。另外,锌还会影响脑内多种酶的活性,影响大脑内能量的供应及信号的传递。缺锌时智力发育不良,思维和学习能力下降。严重缺锌时会造成大脑功能不全,引起多动症等。

在生长发育高峰阶段的儿童少年较容易缺锌,主要表现为生长迟缓、食欲缺乏、味觉迟钝甚至性功能发育障碍。美国专家的一项研究结果表明,**补锌可以促进学生身体及智力发育,年龄为12~13岁的儿童补锌最有利于提高其智力,**此时补锌相当于补智。亚洲开发银行曾经组织的一项研究报告指出,孩子缺锌和铁,可使孩子的智商IQ下降5~7分,学习效率下降5%~10%。

锌元素主要存在于海产品、动物内脏中,其中以牡蛎含锌为最高(每100g含锌100mg,堪称锌元素宝库),豆类坚果类(黄豆、核桃、板栗、花生等)含锌也不低。动物性食物不仅含锌丰富而且易吸收,故素食者容易缺锌。

在正常情况下,14~17岁青少年锌的生理需要量,男生为11.5mg左右,女生为8.5mg左右。根据有关调查研究显示,目前在我国儿童青少年的膳食中,锌的摄入量普遍低于其生理需要量。然而,锌虽然有助大脑思维敏捷,如药物补锌过量也有副作用,会导致脂质代谢异常,出现腹痛、腹泻、恶心、呕吐、易怒、嗜睡等症状。

6. 注重补锰，维持大脑功能正常

锰是人体必需的微量元素之一。人体所摄取的锰在肠道内被吸收，主要分布在肌肉、肾脏和大脑内。锰也是人体软骨生长中不可缺少的辅助因子，又是人体内多种酶的组成成分，在细胞代谢中起重要作用。锰还在蛋白质、葡萄糖与脂肪的代谢过程中起着非常重要的作用，它与多巴胺的正常代谢有关，还有助于保持正常的脑功能。

锰缺乏对儿童的最大危害是干扰大脑正常功能的发育，使之智力减退，容易患多动症等。缺乏锰还会引起神经衰弱、智力下降、癫痫及思维、情感与行为的异常。许多研究表明，缺锰或高锰均可能导致思维迟钝、感觉失灵。**锰对维持正常的脑功能是必不可少的，可谓是维持大脑功能正常的"辛勤园丁"。**

与锌不同，一般说来，以谷类和蔬菜为主食的人不会缺锰，但由于食品加工过于精细，或以乳品、肉类为主食时，则往往会造成锰摄入不足。含锰丰富的食物有黑芝麻、黑木耳、地衣、小麦胚粉、核桃、松子、莲子、荞麦等，而在精制的谷类、肉、鱼、奶类中锰含量比较少。

对于 14~17 岁青少年，每日锰的摄入量应在 4.5mg 左右。当食物中锰摄入不足，食物中钙、磷、铁等成分过多干扰了锰的吸收，或消化道疾病干扰了锰吸收，均可引起锰缺乏，会诱发以上所说的一系列病症。

但是，如果由于食物遭受工业锰污染而导致摄入过多的锰，会对神经系统产生毒害作用。锰中毒的早期表现为疲乏无力、头昏头痛、行走困难、走路晃动，继而会诱发痴呆症、帕金森病等疾病。

7. 注重补铜，给予大脑多重保护

铜也是人体内的一种必需微量元素，在机体的新陈代谢过程中起着重要的作用。人体中铜的含量很少，大约为 100~150mg，主要分布在人体肌肉、骨骼和肝脏中。对增进人体健康有重要作用，不能缺乏。

铜参与人体金属酶的合成，具有促使心脏血管壁保持弹性的功能，是人体的健康卫士。铁是人体造血的重要原料，但必须依靠铜元素的帮忙。

铜与锌、铁等一样，都是大脑神经递质的重要成分。如果摄取不足可导致神经系统失调，大脑功能发生障碍，从而使记忆衰退、思维紊乱、反应迟钝，甚至出现步态不稳及运动失常等病症。因而注重补铜，可以起到多重保

护大脑正常功能的作用。

但是,通常人们膳食中的铜元素含量偏低,往往从食物中实际摄取到的铜平均只有 1mg。而通过**合理营养的平衡膳食来提高铜的摄入量,是改善铜营养最为科学简便又经济的有效措施**。

一般成人每日需要从膳食中摄入铜的量为 2~5mg,其中有 0.6~1.6mg 被吸收,用来维持体内铜代谢平衡。中国营养学会建议 14~17 岁青少年的铜摄入量在 0.8mg 左右。在各种食品中,动物肝脏的铜含量最高,其次是海产品、肉类、蛋黄、鱼类和螃蟹等,其他包括杏仁、蘑菇、黑木耳、香菇、芝麻、豌豆、蚕豆、荠菜、菠菜、油菜、香菜、玉米及豆制品等。

8. 注重补钙,完善大脑信息传递

大家普遍知道,钙是在人体中含量最多的一种矿物质。正常人体内含有 1000~1200g 的钙,相当于占体重的 2% 左右。其中 99.3% 的钙集中分布于骨骼和牙齿组织中,只有 0.1% 的钙存在于细胞外液。全身软组织中含钙量为 0.6%~0.9%,虽然还不到体内总钙量的 1%,但在体内多方面的生理活动和生物化学过程中却起着重要的作用。

也许大家并不知道,**钙是大脑神经信息传递的使者,大脑许多认知活动如学习记忆都与钙在细胞内外的进出有关**。钙可防止大脑细胞过度兴奋,避免细胞过度兴奋对自身的毒性作用,从而使大脑情绪稳定,注意力集中,脑力高效工作。相反,如大脑缺钙,人会情绪不稳定,注意力不集中,大脑容易疲劳,大脑工作效率下降。显然,这不到 1% 的含钙量,有着确保大脑信息传递完好的"四两拨千斤"作用。

这其中的道理,是因为人体从感受刺激到对刺激做出反应,要经过神经系统的运作过程:即感受器(皮肤)—传入神经—中枢(脑)—传出神经—效应器(肌肉)。这个过程就是我们平时所说的反射。在这个过程中需要一种传导信息的物质,叫作神经递质。而钙有助于神经递质的产生和释放。也就是说,摄入足量的钙是保证神经冲动得以顺利传递的关键。因而注重补钙,能够确保大脑完好的传递信息。

由于儿童青少年的骨骼发育也需要大量的钙,因而他们每日钙的生理需要量较成人要多一些。为此,《学生餐营养指南》要求 14~17 岁青少年每日钙摄入量为 850mg 左右。并且,这个钙的摄入量应主要来自于各种食物。含钙丰富的食物有虾皮、海带、黑芝麻、豆制品、虾米、奶类、海苔、苜蓿等。

但是,摄取钙过多可能会使人出现便秘和肾结石,并且阻碍锌和铁的吸收。如血液中钙的含量过高,人体会把多余的部分排泄出去,这会导致镁的流失。

 补钙的科学小·秘方

每 100ml 牛奶中含钙量在 110mg 左右。如果每天喝一杯 250ml 的牛奶,相当于摄入钙在 300mg 左右,即占全天生理需要量的 30%,其余 70% 则要通过摄入富含钙的其他各种食物,才能达到全天的钙生理需要量。这样的话,有时候比较难以做到。

其实,用一个科学小秘方即可解决。就是把去掉膜的蛋壳,放进 1 大杯橙汁中浸泡一天时间,钙就会溶入其中。譬如要补充 200mg 的钙,只要在橙汁中加入 0.6g 蛋壳就够了。因为,蛋壳含有碳酸钙约 94%,碳酸钙含钙 40%。碳酸钙在果汁中会转化为柠檬酸钙,它的吸收利用率高。而且,柠檬酸钙不像碳酸钙需要依赖胃酸的作用来离子化。国外专家测定表明,橙汁中钙的利用率很高,不逊色于牛奶。

9. 注意补充维生素 A,增强大脑记忆力

维生素 A,又名视黄醇,是人类发现的第一个维生素,也是人体必需的重要微量营养素,它在人体的视觉、免疫、生长发育及细胞分化等方面发挥广泛作用,尤其是对于大脑发育和学习记忆功能具有举足轻重的作用。摄入足够量的维生素 A 是维系健康、拥有聪明大脑的前提。

维生素 A 的作用主要是通过其体内活性代谢产物视黄酸(RA)来发挥的。人的大脑海马皮质含有的 RA 占大脑 RA 总量的 30% 左右,居首位。同时海马也是 RA 合成活力非常强的区域。由此推测,RA 在海马的功能中具有重要作用。

脑的重要功能之一——学习记忆功能是人们最为关注的,目前广大学者公认长时程增强(long-term potentiation,LTP)是突触可塑性的标志,是神经系统存贮信息最基本的机制。科学家发现维生素 A 缺乏的成年鼠,海马乙酰胆碱递质分泌减少,LTP 明显改变,空间学习记忆功能严重缺陷,用饲料给予足量维生素 A 补充后,LTP 得以恢复,学习记忆障碍也可完全恢复。

富含维生素 A 的食物有动物肝脏,如猪肝、羊肝、鸡肝、鱼肝。除此之外,

蛋黄和牛奶中也含有维生素 A。另外,人体内的维生素 A 还可以来自一种被称为"β-胡萝卜素"的前体。β-胡萝卜素是类胡萝卜素之一,为橘黄色脂溶性化合物,是自然界中普遍存在也是最稳定的天然色素,如绿色蔬菜、胡萝卜、菠菜、甘薯、木瓜、芒果等许多天然食物中都含有丰富的 β-胡萝卜素。

《学生餐营养指南》要求 14~17 岁青少年的维生素 A 每天摄入量为男生 700μg 左右,女生 630μg 左右。但是,如果通过药物途径补充过量的维生素 A,会引起中毒,轻者出现头昏、头痛、呕吐甚至于烦躁、皮肤痛痒、口唇干裂等症状。

10. 注意补充维生素 B_1,有助大脑记忆力

维生素 B_1 又称硫胺素、抗脚气病因子、抗神经炎因子等,也是人类较早发现的一种维生素。

维生素 B_1 在神经组织以硫胺素三磷酸酯含量最多,其大部分位于线粒体,10% 在细胞膜。在脑力劳动过程中,大脑会大量消耗能量,产生乳酸、乙酮酸等酸性物质。倘若它们滞留在大脑中,容易出现大脑疲劳、烦躁、易怒、思路中断、出错以及记忆困难等症状,影响正常的学习与工作。

然而,被称为"脑的维生素"的维生素 B_1,是身体中酸性物质的主要"清洁工",且能刺激脑部神经的传导功能,保持良好的记忆,减轻脑部疲劳。**因而注意补充维生素 B_1,有助大脑的记忆功能,提高学习效率。**

但维生素 B_1 主要存在于粮食的胚芽及表皮中。我们平时常吃的精米、白面,往往不能满足维生素 B_1 的基本生理需要量。这是由于研磨加工得过分精白的大米、面粉,相当于将每一粒谷物"抽筋剥皮",流失掉了维生素 B_1,剩下的仅仅是淀粉,即主要成分为碳水化合物。

因而,多吃粗粮,有利于保证足够维生素 B_1 的摄入。但是"粗粮"吃起来不像"细粮"那样顺口,消化吸收率也比较低,因此特别要注意吃的方法。**如要做到两全其美的话,最科学合理又具美食效应的做法就是"粗粮细做"。**如直接用小米、荞麦、燕麦磨制燕麦小米浆、五谷豆浆等,或者将各种粗杂粮一起用文火熬粥等都是不错的选择。

人体对维生素 B_1 需要量,与能量代谢和糖代谢存在正比关系。人体的能量需要量越大,维生素 B_1 的需要量也就越多。14~17 岁的青少年每日维生素 B_1 的生理需要量为男生 1.5mg 左右,女生 1.3mg 左右。富含维生素 B_1 的食物包括糙米、小麦胚粉、豆类、瘦肉等。

11. 注意补充维生素 B$_2$，有效应对紧张脑力活动

维生素 B$_2$ 又名核黄素、维生素 G，是一种人体内所有化学反应过程都不能缺少的 B 族维生素，也属于水溶性维生素系列。比如说，要把食物转化为能量就缺少不了维生素 B$_2$。

维生素 B$_2$ 是脑中生物酶的组成成分，为大脑许多酶的活动所必需。**维生素 B$_2$ 能把氨基酸转化为神经传递素，这种物质在人的思考和记忆过程中起着非常重要的作用**。要是维生素 B$_2$ 的摄入量能满足机体的生理需求，大脑便能适应高强度的脑力活动。反之，大脑活动就较懒散，针对思维问题往往就会敷衍了事。

并且，维生素 B$_2$ 是很多氧化还原酶的成分，与能量代谢有关，能促进神经细胞生长发育并维持神经系统功能的正常。因而，**在从事压力大的脑力工作时，要注意补充维生素 B$_2$，可以在有效应对紧张脑力活动方面发挥重要作用**。

体内缺少维生素 B$_2$ 也会对视力产生一定影响，使眼睛会变得对光很敏感，容易感到疲劳。还有，诸如口角炎、唇炎、严重的皮炎也是缺少维生素 B$_2$ 的典型症状。

人体对维生素 B$_2$ 需要量一般按照每供给 1000kcal 热量需要 0.5mg 来计算。14~17 岁青少年的每日生理需要量，分别为男生 1.5mg 左右，女生 1.3mg 左右。富含维生素 B$_2$ 的食物有大红菇、动物的肝肾、鳝鱼、蛋黄、香菇、鸡腿菇、小黄米、桂圆等。

12. 注意补充烟酸等维生素，有效维护大脑正常活动

B 族维生素是个大家族，具有维持神经系统正常和健康的功能，在增加神经介质、改善脑部血液循环、提高记忆力和智力发展方面都有帮助。与大脑功能密切相关的 B 族维生素还有：

（1）烟酸：又名尼克酸、维生素 PP、抗癞皮病因子、维生素 B$_5$。在人体内，烟酸作为辅酶参与糖类、脂肪和蛋白质的代谢，为大脑活动提供必需的生命物质。**烟酸缺乏会导致记忆丧失，补充烟酸后记忆可恢复**。如果烟酸严重缺乏，会影响到神经系统的功能，在临床上还会出现精神紧张、情绪变化无常、易怒、失眠、记忆力减退等。富含烟酸的食物有动物内脏、牛肉、猪肉、鱼肉、鸡肉以及花生、小米、麦麸等。

（2）维生素 B$_6$：又称吡哆醇。维生素 B$_6$ 是氨基酸转氨酶和氨基酸脱羧

酶的辅酶成分,能参与蛋白质、脂肪和糖类的代谢过程,是中枢神经系统活动必不可少的一种重要物质。如果长期**缺乏维生素 B$_6$,就可能导致脑功能不可逆性损伤,常常表现为智力发育缓慢、学习障碍、注意力不集中、情绪低落、兴趣淡漠**。

(3)维生素 B$_{12}$:又称氰钴胺素。也是机体各个组织 DNA 合成不可缺少的辅酶,可帮助大脑保持长期的记忆力。维生素 B$_{12}$ 主要存在于动物性食品中,长期素食者和胃酸缺乏的人容易缺乏。**如果机体中维生素 B$_{12}$ 缺乏,将会导致脑部损伤,表现为走路困难、说话口吃、神情呆滞等。**

(4)叶酸:即蝶酰谷氨酸,最早是从菠菜叶中发现的,因而被定名为叶酸。叶酸的主要生理功能是促进正常血细胞的形成。正常的血液供应是大脑功能活动的基础。因而,一旦机体叶酸不足,就会出现健忘、失眠、精神萎靡和智力减退等症状。研究表明,适当服用叶酸,可预防早老性痴呆。富含叶酸的食物包括全麦面包、橘子、绿花椰菜(绿菜花)、菠菜和香蕉。

13. 注意补充维生素 C,助力大脑功能优化运行

维生素 C 又名抗坏血酸。早在 14 世纪期间,就有许多可能由于缺乏摄入这种物质而导致大批航海员死亡的故事。1928—1933 年,匈牙利研究团队中的约瑟夫·L·史文贝力与圣捷尔吉等科学家首先从生物中分离出维生素 C,而且证明这就是抗坏血酸。圣捷尔吉随即于 1937 年因为研究维生素 C 而获得诺贝尔生物或化学奖。

维生素 C 虽不直接构成脑组织,也不向脑提供活动能源,但它能促进细胞间胶原组织的形成,还能保护脑细胞不受自由基的破坏,具有防止大脑细胞老化的功能。

大脑也是人体含维生素 C 最多的地方,神经细胞需要依靠维生素 C 来发挥正常功能,充足的维生素 C 可使大脑功能灵活、敏锐。并且,**维生素 C 有助于 5- 羟色胺的合成,使大脑满足、平静、放松和快乐,**可谓是个能使大脑平静、放松和快乐的"优化大师"。

若维生素 C 缺乏,脑的神经管容易堵塞、松弛、变细,甚至导致脑细胞活力降低和功能障碍。维生素 C 的主要来源有新鲜蔬菜和水果,含维生素 C 丰富的食物有刺梨、樱桃、鲜枣、石榴、猕猴桃、柑橘、紫甘蓝、柿子椒、苦瓜、油菜等深绿色的果蔬类。

《学生餐营养指南》要求 14~17 岁青少年维生素 C 供给量为每天 95~

100mg。然而,维生素 C 在接触氧、高温、碱或铜器时,容易被破坏。因而在为考生制作富含维生素 C 的食谱时,要尽量选用新鲜水果蔬菜并现做现吃。**而如果将番茄、黄瓜等富含维生素 C 的果蔬采用直接打浆的方法食用,则会使维生素 C 的损失高达 80% 以上。**

 吃橘子比单独补充维生素 C 效果更好

橘子富含维生素 C,但与服用维生素 C 药片相比,哪种方法更好呢? 据美国《食品科学杂志》刊登一项最新研究称,吃橘子比简单服用维生素 C 和其他药片更好。维生素 C 食物与人们常称的维生素 C 本身并非一回事,有很大差别。维生素 C 本身是一种单一成分,而含有维生素 C 的食物则含有多种营养成分,如橘子中具有抗氧化功能的维生素 C 和具有抗菌属性的生化物质 "苯酚复合物" 之间有 "协同增效作用"。这些物质是植物用于自我保护、防止腐烂和生物攻击的 "利器"。食物中含有维生素 C 的同时可能还含有维生素 A(胡萝卜素)、维生素 B、维生素 E 及其他微量元素等物质,橘子中各种抗氧化剂形成一种特殊的 "强强联合"。

 专家箴言

人的大脑大约有 140 亿个神经细胞,要使其充满活力,必须依赖于来自食物中的能量和碳水化合物、蛋白质、脂肪以及铁、锌、铜与维生素 A、维生素 B、维生素 C 等营养素的供给。但需要注意的是,任何一种营养素缺乏或过量都会影响大脑的正常工作。只有通过合理的一日三餐搭配与均衡的营养摄入,才能拥有一个健康的大脑。

——中国疾病预防控制中心　胡小琪研究员

专家解读

如何了解你每天大脑营养达标与否?

英国霍尔福德设计的大脑营养测试问卷,在下面的每一项检查中,各有 10 个问题。如果答案是肯定的,就在问题前的方框中打勾。如果每一项检查中打勾的问题超过 5 个,那么就意味着你平时没有摄入足量的大脑营养食物。

葡萄糖检查

☐ 你是否经常吃白面包、白米饭或精面条,而很少食用全麦食品?

☐ 你是否特别爱吃某些食物如糖类食品?

☐ 你是否在每天的固定时间里喝茶、咖啡、软饮料,食用甜点或吸烟?

☐ 你是否经常在吃水果、蔬菜或其他糖类食物的同时并不食用蛋白质食物?

☐ 你是否经常忽略摄入肉类,尤其是在早餐时?

☐ 你是否在清晨醒来时依旧感到疲倦,需要茶、咖啡或烟来让你放松?

☐ 你白天是否经常感到困倦?

☐ 你是否经常注意力不集中?

☐ 如果你不频繁吃东西,你是否会感到头晕甚至易怒急躁?

☐ 你是否由于精力不足而不做任何锻炼?

脂肪检查

☐ 你是否不经常食用油脂丰富的鱼类,如鲑鱼、马哈鱼、沙丁鱼、鲱鱼、鲭鱼以及金枪鱼等,频率低于每星期 1 次?

☐ 你是否不经常食用鱼子以及鱼油,频率低于每星期 3 次?

☐ 你是否经常食用肉类以及奶制品?

☐ 你食用加工食品以及油炸食品(如熟肉、薯条、炸鱼)的频率是否超过每星期 3 次?

☐ 你的皮肤是否干燥粗糙,或者易患湿疹?

☐ 你是否经常感到记忆力减退或注意力难以集中?

☐ 你是否有经前疼痛以及乳房肿胀等症状?

☐ 你是否感觉体内水分过多?

☐ 你是否经常感到眼部不适,如干燥、爱流泪或者发痒?

☐ 你是否患有关节炎等炎症？

磷脂检查

☐ 你是否不经常食用鱼类(尤其是沙丁鱼),频率低于每星期1次？

☐ 你每周摄入的鸡蛋是否少于 3 个？

☐ 你食用肝类食物、大豆制品、坚果的频率是否低于每周 3 次？

☐ 你每天摄入的卵磷脂是否少于 5g？

☐ 你是否感觉记忆力下降？

☐ 你是否有过这种感觉:当你正在寻找某种东西的时候却忘记了你要寻找什么？

☐ 你是否觉得心算很吃力？

☐ 你是否觉得有时很难集中注意力？

☐ 你是否经常觉得情绪低落,莫名沮丧？

☐ 你是否有时感觉学习新东西很慢、很迟钝？

氨基酸检查

☐ 你食用富含蛋白质的食品(如肉类、奶类、鱼、蛋、豆腐等)的频率是否少于每天 1 次？

☐ 你每天食用植物蛋白质(如豆类、小扁豆、藜麦、坚果、粗粮等中含有的蛋白质)的次数是否少于 2 次？

☐ 如果你是素食者,你是否不经常搭配食用上面提到的植物蛋白质食物？

☐ 你是否经常感到疲乏劳累？

☐ 你是否时常感觉焦虑、沮丧,甚至暴躁易怒？

☐ 你是否经常感到疲惫不堪或是对任何事情都提不起兴趣？

☐ 你是否经常觉得注意力不集中或者记忆力减退？

☐ 你是否有低血压？

☐ 你的头发与指甲是否生长缓慢？

☐ 你是否经常感到饥饿,或者经常觉得消化不好？

智慧营养素

☐ 你每天食用的蔬菜和水果是否少于 5 份？

☐ 你是否无法保证每天都摄入至少一种深绿色蔬菜？

☐ 你每星期食用热带水果（新鲜的或干的）的次数是否少于 3 次？

☐ 你每星期食用植物种子（如南瓜子、葵花子、芝麻）或坚果的次数是否少于 3 次？

☐ 你是否没有每天额外补充复合维生素或是矿物质？

☐ 你是否经常食用白面包、白米饭或精面条，而很少食用全麦食品？

☐ 你是否每天都要摄入酒精？

☐ 你是否时常感觉焦虑、沮丧，甚至暴躁易怒？

☐ 你是否经常出现抽筋现象？

☐ 你的指甲上是否出现了白色斑点？

人可以几天不吃饭,但不能一天不喝水。因为有了水的存在,食物消化、营养输送、体温调节、体液循环、废物排泄等人体生命过程才能得以顺利进行。由此及彼,水分对于人的大脑尤显重要。

——北京协和医院营养科主任医师　于康教授

 4　大脑健康喝点啥

1. 要喝水

水(化学式:H_2O)是由氢、氧两种元素组成的无机物,在常温常压下为无色无味的透明液体。完全纯净没有任何杂质的水(即蒸馏水)由水分子组成;而自然界中的液态水由水分子和其他分子、离子以及化合物等组成,比如含有钠离子、钙离子、硫酸根离子、电离产生的少数氢氧根离子,一些小分子有机物和氧分子、二氧化碳分子等。

水又是从哪里来的呢? 当我们打开世界地图时,或者当我们面对地球仪时,呈现在我们眼前的大部分面积都是蓝色的。从太空中看地球,我们居住的地球是极为秀丽的蔚蓝色球体。水是地球表面数量最多的天然物质,它覆盖了地球71%以上的表面。地球是一个名副其实的大水球。地球上水的总量是138 600万立方米,其中淡水仅3500万立方米,占2.5%,其余97.5%为大洋咸水、矿化地下水和咸湖水。

最早的生命大约出现于40亿年前的海水中,后来从单细胞藻类,渐渐进化为原始水母、海绵、三叶虫……大约在4亿年前海洋里出现了鱼类,2亿年前出现爬行类、两栖类、鸟类等,300万年前才出现了有智慧的人类。水是地球上最常见的物质之一,是包括人类在内所有生命生存的重要资源,也是一切生物体最重要的组成部分。

土地缺水了会干涸,庄稼会旱死。那么人缺水会怎么样呢? 当体内缺水1%时,人就会感到口渴;缺水2%时,工作效率开始下降;缺水4%时,身体会感到乏力、迟钝和情绪不安,对压力的耐受性下降,甚至还会感到恶心。

人体在不同年龄阶段的含水量也是不同的。新生儿最多,占体重的80%左右;婴幼儿其次,占体重的75%左右;青、壮年阶段含水量占体重占70%左右。随着年龄的增长体内含水量逐渐减少,60岁以后的含水量在60%左右。人为了维持自己的生命与健康,每昼夜需要2500ml左右的水(包括饮水和食物、饮料的水)。由此估算,一个人如活到70岁,饮水量将达60多吨;一个人如活到90岁,饮水量将达82吨。

2. 水是生命之源泉

地球上有了水以后才有了生命。一切生物不论是动物、植物、微生物,离开水就无法生存。人体是由细胞组成的,细胞中最多的成分是水。水在体内的血浆中占90%以上,在心肺肝脾中占70%以上。即使是骨骼,也含有25%的水,牙齿中的含水量也达10%。人体中的水,55%是细胞内液,16%是细胞间液,7.5%在血浆中。这些水都可在细胞间自由交换,一般每天交换量可达48L,相当于48kg。

水是人体最重要、最基本的营养物质,也是蛋白质、脂肪、矿物质、维生素、碳水化合物等营养素能够维持其正常生理功能的重要保障,只有在水的参与下,才能通过血液把营养输送到全身。水能够构成组织,运送营养和废物,促进消化,调节体温,滋润皮肤,消除疲劳。地震灾害幸存者调查表明,只喝水,不吃饭,人可以存活20天以上,如果几天不喝水就会死亡。

水在人体中的流动性很大,它好比川流不息的"列车"。"列车"上装有红细胞、白细胞,还装有生命必需的营养物质,如葡萄糖、脂肪等。"列车"满载着这些货物,在心脏的推动下,沿着全身大小动脉、血管,分秒不停地流动着。"列车"经过血管时,沿途把氧气和营养物质留给身体各部分的细胞,同时也把它们排出二氧化碳等废物运走。"列车"到达肺部的时候,就把二氧化碳卸下来,通过呼吸,送出体外。"列车"到达肾脏时,就把溶解在水里的废物等随尿排出体外,另一小部分则随汗排出体外。因而,水是生命之源泉。当你生病发烧的时候,医生总是叫你多喝水。因为多喝水可以冲淡病菌产生的毒素,可以加快毒素的排出,通过皮肤排汗,蒸发散热,使体温恢复正常。

归纳水对生命与健康的作用,至少具有以下8个生理功能:

(1)参与体内一切物质的化学反应与新陈代谢,因人体的每个细胞都

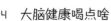

含有水。

（2）水在体内有润滑作用，例如泪液可防止眼球干燥，唾液及消化液有利于吞咽和咽部湿润。

（3）运输体内物质。水是血液的主要成分之一。血液之所以能循环，主要靠水的载体和流通作用。

（4）水有非凡的溶解能力。水可以输送养分到身体每个细胞，并携带废物经肺、肾排泄到体外，体内的无机盐和各种有机化合物，各种酶和激素都需要水来溶解。

（5）水能调节体温。人体物质代谢时产生的热量较多，而水能吸收多余的热量，使人体保持恒温状态。

（6）水的最大功能是参与食物的消化。食物的消化是靠消化器官的消化液来完成的，而各种消化液如唾液、胃液、胆汁、胰液、肠液中的绝大部分是水分，还有助于改善便秘。

（7）提供做功的能力。如果人体水分减少 4%~5%，做功的能力就会下降 20%~30%。水的需要量随环境温度变化而变化，相对来说气温越高需水量越多。

（8）水还能像软垫般保护身体各细胞组织，起到润滑关节的作用。

3. 水是大脑活动的"摇篮"

人与水的关系几乎是不言而喻的。婴儿在母体内，就像生活在"羊水世界"里。来到人世间的第一件事就是要吸吮乳汁。水在人体内不仅起着物质运输与媒介作用，而且直接参与生物大分子结构的构成，水与生物大分子共同完成机体的物质、能量代谢和信息代谢。并且，包含 150 余亿个神经细胞的大脑，含水量高达 73%~85%。所以说，水是大脑活动的"摇篮"。

在水的分配中，大脑处于领导的地位。大脑的重量仅占身体重量的1/50，却接收了全部循环血量的 18%~20%，水的比例也与之相同。在人体内有一个"干旱"管理机制，其主要功能是在机体缺水时，严格分配体内储备的水的运行原则，就是让最重要的器官先得到足够的水以及水输送的营养。

人如果脱水，第一个影响到的器官就是大脑。哪怕是很轻微的脱水，就会在大脑第一反应下出现不同程度的头晕头痛、四肢无力、精神错乱。如果体内缺水量达 1%，就可能引起体温升高以致很难集中注意力。当人体丧

失 2% 左右的水分时,口渴机制就开始起作用。但是,人们常常把口渴反射和饥饿反射混为一谈,而忽略了口渴反射或误作饥饿处理,人体就会继续脱水。当丧失 3% 左右的水分时,身体和精神都会受到严重的影响,大脑就无法正常工作。

如果血液中的水分不足,导致脑细胞缺水,大脑将无法获得所需的氧气和营养,脑细胞功能就会减退。如果脑细胞得不到充足的水分,其恢复能力和信息传递能力将会下降,记忆力随之降低。比这个更严重的是,血液循环障碍将导致水分供应不畅,脑细胞在不知不觉中逐渐受到损害,记忆力下降。英国科学家最新研究表明,如果人的饮水量不够,就会引起大脑灰质的缩小,从而增加大脑进行思考的难度。但也不必过分惊恐,只要及时补足水分,大脑便会迅速恢复正常。

总之,水是大脑活动的"摇篮"。但是,大脑补水也得适时、适当、适量,毕竟"水可载舟,亦可覆舟"。

4. 大脑是否缺水的"信号"

通常一个人缺水的表现,主要是口渴和小便发黄。而**大脑缺水的信号,除了口渴和小便发黄外,还会出现疲惫、烦躁、注意力不集中等表现。大脑缺水还会有头痛、头沉的感觉。**头痛是由脑细胞在运行过程中新陈代谢所产生的毒性废弃物所致,脑细胞本身不能忍受这些酸性物质。头沉是因为废弃物在大脑里没有及时被清除。如果增加的脑血流量无法满足脑细胞的水分需求,就会出现偏头痛。

大脑缺水还会发生头晕目眩。其中一大关键信号,就是人在快速站起时突然头昏眼花。大脑缺水还会使血压下降,进入大脑的血液量相应减少,造成某种脑缺血症状。有时大脑缺水时,人就会像缺氧一样感到眩晕。

然而,现在大多数人都是在口渴的时候才想起喝水,也就是等到人体发出需要补充水分的指令后才喝水。而事实上,口渴是人体水分失衡后细胞脱水已经到了一定程度时,中枢神经才发出的要求补水的信号。要是等到口渴才喝水,相当于待到泥土龟裂再灌溉,其效果肯定不尽人意。有关医学研究表明,人在喝水不足的情况下,机体会本能的先通过自身调节来保持体内水分,即在一定时间范围内并不会感到口渴。当人体感到口渴时,体内已出现"水荒"告急,缺水已使体内代谢和补偿功能失去平衡。

口渴与体渴含义不同,口渴是外在的表渴,只需喝少量的水即可解渴,而体渴是内在的渴,必须补充足量的水才能缓解。因此,身体是否缺水不能以口渴为衡量标准。

需要记住的是,"口干"其实是缺水的最后征兆。有时候,即使是口腔湿润,身体也会受到缺水的"折磨"。身体缺水的其他信号有脸红、频繁睡眠、没有眼泪、心悸、感觉过热、有体臭、关节紧绷、腰部赘肉增加、便秘、不能熟睡等。

5. 健康大脑需要喝多少水

对健康的人而言,占人体 60%~70% 的水随着新陈代谢,每 18 天会更新一次。

根据机体新陈代谢的生理需求,人体对水的摄入量和排出量一般维持在 2500ml 左右。其中摄入的水分主要来自每天的饮水、食物中的水和内生水三大部分。排出的水分,通过尿液排出 1500ml 左右的水,通过皮肤蒸发 500ml 的水,通过呼吸损失 350ml 左右的水,通过粪便排出 150ml 左右的水。

在正常情况下,人体通过食物摄取的水分在 1000ml 左右。然而,扣除这 1000ml 的水量,每天需要喝水 1500ml 左右,相当于 6~8 杯的水(包括白开水、果汁以及各种饮料等)。然而,每天喝水 1500ml 左右,这仅仅是每天需要摄入的最小水量。根据有关研究报告,成人每天最大饮水量以不超过 3000ml 为宜。而如果在炎热的夏天,或者剧烈运动后大量出汗,则需要补充更多的水分。

摄入符合其生理需求的水量,有助于代谢大脑产生的废物及时排出体外,可使大脑轻装上阵投入高效的脑力劳动。通常情况下,不要等到感觉渴了才喝水,最好是隔一个小时左右喝一次水。一般人们还会根据自己尿液的颜色来判断是否该补水了,如果尿液的颜色偏深,则说明需要补水;一般尿液颜色是淡黄色时,说明体内水分恰到好处。

英国学者卡罗琳·埃德蒙兹博士领导的研究团队发现,补足水分能够提高大脑的认知功能。这项研究发表于《人类神经科学前沿》。试验中的参试者禁食禁水一晚,然后第二天参加一个评估各种心智能力,如语言技能、视觉灵敏度、学习能力的神经心理测试。第一次测试中他们被提供了水,第二次测试时则没有。研究证明,即使轻度脱水也会对大脑功能产生负面影响,而补充水分能促使大脑快速完成任务。

但是,如果天气不热又没有体育运动,每日饮水超过 3000ml,也会对身体造成损害,对大脑能量和营养供给都没有正效应。过多的水会给肾脏增加负担。

 人体中的水以什么形式存在

水是机体中含量最多的成分,约占人体组成的 50%~80%,可因年龄、性别和体型的胖瘦而存在明显个体差异。水在体内主要分布于细胞内液和细胞外液,以及身体的固态支持组织中。细胞内液约为总体水的 2/3,约占成人体重的 45%,细胞外液约为总体水的 1/3。水在人体中以自由水与结合水两种状态存在。

（1）自由水:自由水是指机体中以游离形式存在的水;自由水是良好的溶剂,许多物质都能溶解在自由水中,进行代谢和完成生理功能。

（2）结合水:结合水是指机体中的水与体内蛋白质、氨基酸、维生素、DNA 等相结合存在,参与这些生命物质的生理、生化活动。

两者可以通过代谢活动互相转化,生物代谢旺盛,结合水可转化为自由水;当生物代谢缓慢,自由水可转换为结合水。

6. 健康大脑,少喝甜饮料

尽管前面的有关章节讲到,供给足够"脑能量",就得吃点"好的糖"。因为,大脑这个"贪吃鬼"是个耗能的"大灯泡"。然而,大脑爱"挑食"的糖,是属于"好脾气"的"慢性糖"。也就是说**大脑喜欢的是让血糖稳稳地、慢慢地上升的各种各样食物中所含有的"糖",而不是白砂糖、赤砂糖、绵白糖、冰糖、葡萄糖等各种让血糖快速升高的游离糖**。其中的一个因素,在于食用过多的甜饮料会降低机体对胰岛素作用的敏感性。进而使胰岛素在大脑中抑制脑细胞的正常活动,从而降低大脑神经细胞的活力。

世界卫生组织指出,越来越多的证据表明,在人工制作食品时所加入的蔗糖(包括白砂糖、绵白糖、冰糖、红糖)、葡萄糖和果糖等,还有食品工业中常用的淀粉糖浆、麦芽糖浆、葡萄糖浆、玉米糖浆和果葡糖浆等甜味的淀粉水解产品,这些游离糖的摄入增加,都会导致体重增加、龋齿,还会增加其他相关慢性疾病的发病风险。

甜饮料包括碳酸饮料、果味饮料、功能饮料,甚至包括果汁饮料。只

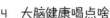

要是含糖的,无论是白糖(蔗糖)还是葡萄糖,无论是瓜果蔬菜自带的糖还是添加进去的果葡糖浆、麦芽糖,多喝这些甜饮料都会带来潜在的健康危害。

为此,世界卫生组织建议人们在一生时间中坚持限制游离糖的摄入,强烈要求每人每天游离糖的摄入量控制在总能量摄入的 10% 以内,最好控制在 5% 以下。

总之,为了使考生拥有一个健康的、富有活跃力的、睿智充溢的大脑,建议少喝甚至不喝市场上出售的各种各样含糖的甜饮料。

7. 碳酸饮料,多喝伤脑

碳酸饮料常常让人越渴越想喝,但又越喝越感觉到渴。有的考生,往往将一大瓶碳酸饮料在很短的时间内就咕咚咕咚喝下肚。一下子喝下去很多的碳酸饮料,虽然会立刻有爽快的感觉,但也会有晕的感觉。

在网上搜一下"碳酸饮料",就会跳出诸多关于常喝碳酸饮料对健康危害性的报道。如损坏牙齿、导致肥胖、导致贫血、导致骨质疏松、导致肾结石、影响消化等。

殊不知,碳酸饮料还可对神经系统产生影响,妨碍大脑神经系统的冲动传导,容易诱发学生在上课时不由自主地多动,注意力不集中。有些碳酸饮料中含有咖啡因,会影响大脑神经,导致神经中枢产生不寻常兴奋。来自澳大利亚的科学家研究发现,碳酸饮料会对人的大脑产生明显影响。美国专家明确指出,喝可乐会导致孩子注意力不集中,因为可乐中含有的咖啡因是一种兴奋剂。并且,饮用过多含咖啡因饮料的儿童青少年,夜间入睡慢,睡眠浅,容易醒,白天常打瞌睡,注意力也不容易集中。

有关科学家通过试验,即从喝过汽水的动物大脑组织的切片中发现,几乎有 300 种蛋白质出现了变化。悉尼麦考瑞大学的 Jane Franklin 研究显示,长期服用软饮料而不喝开水,会导致人的行为举止发生长期性变化,并且深深地改变大脑的化学行为。

另外,美国哈佛大学公共卫生研究所的一项研究显示,喜欢喝碳酸饮料的儿童青少年,骨折的几率是不喝这类饮料者的 5 倍。因为饮料中大量的磷酸会抑制机体对钙的吸收。对于正处在生长发育时期的青少年,多喝碳酸饮料不仅会使骨密度下降甚至骨质疏松,还会致使骨骼发育延缓。

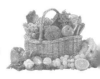

 典型案例剖析

　　一名高三男生,总是不明原因的身体疲软,学习成绩上不去。家长带他到医院做了一次全面体检,检查内容包括骨密度检测。体检结果使医生极其的惊愕,原来该考生的骨密度相当于四五十岁的成人。究其原因,这男生每天与碳酸饮料"相伴为命",不论在学校或家里都是喝饮料,从来不喝开水、天然饮用水等。

8. 大脑喜欢喝什么样的果汁

　　甜美、清爽的果汁,加上包装上"天然""鲜榨"的字样和诱人的美妙水果图画,往往使人们容易把果汁与营养和健康联系在一起。

　　的确,果汁中保留有水果中相当一部分的营养成分,例如维生素、矿物质、糖分和膳食纤维中的果胶等,口感也优于普通白开水。比起水和碳酸饮料来说,果汁的确有相当大的优势。但是果汁饮料种类很多,有些并不是所想象的"纯果汁"。

　　大部分果汁之所以"好喝",是加入了糖、甜味剂、酸味料、香料等成分调味后的结果,这样的果汁一般称为"果汁饮料"。还有一些果汁名为"100%果汁",其实并不是真正意义的纯果汁,而是浓缩果汁的原料加水复原成浓度为100%。浓缩果汁的新鲜度远远不如新鲜榨取的果汁,又失去了原在新鲜水果汁液中的其他一些营养成分,如一些活性的、抗氧化的特殊营养成分大多不再存在。

　　然而,现在市场上已有一些新鲜原果清洗后压榨出的果汁(NFC 果汁),就是非浓缩还原的果汁。这种果汁零添加,完全由水果直接榨取,仅仅损失部分不溶性膳食纤维,而其他营养成分则全部保留下来了,这样的果汁才是真正意义上的纯果汁,也最接近家里直接榨取的果汁。

　　考生和家长在选择果汁时,可以根据产品标签的配料表来判断果汁的种类:

　　(1)如果"配料表"上有水、白砂糖、果葡糖浆等字样则为普通果汁饮料,这样的饮料果汁含量相对较少,需要额外添加糖,因而不建议经常饮用。

　　(2)如果"配料表"上有水,浓缩 ×× 果汁等字样,并且标签有 100%字样,这样的饮料为复原果汁,即浓缩果汁加水复原(相当于市场销售牛奶

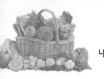
系列品种中的"复原奶"),这样的饮料果汁虽然含量高,但是果汁经过浓缩后营养成分损失较大。

(3)如果配料表只有:×× 果汁,没有水、糖等字样,则为 NFC 果汁,即真正意义上的纯果汁,这类果汁最接近鲜食水果、现榨果汁。根据最新发布的美国膳食指南,这类果汁和水果同样作为日常饮食推荐,可以提供膳食纤维、钾和维生素 C。

总之,考生无论在家还是在学校,都要保证吃到一定量的新鲜水果。当然,考生有时候由于功课繁忙,不便吃新鲜的水果,喝些真正的纯果汁(NFC 果汁)补充也是明智选择。因为,NFC 果汁不仅能为大脑提供有效的能量供应,也能及时补充一些维生素和矿物质,而且喝起来也比较方便,果味纯真,大多考生更易接受。

9. 大脑究竟喜欢喝什么样的水

我们喝的水,通常有自来水、包装饮用水(如桶装水、瓶装水)和净水机处理的直饮水。在包装饮用水中,按其水源或水质分为天然矿泉水、天然饮用水、天然山泉水、纯净水以及其他饮用水等。那么大脑健康应喝哪一种水呢?

首先应考虑选择富含有天然矿物元素的水,如天然矿泉水、天然山泉水、天然饮用水等。因为,这些水都含有天然的钾、钙、钠、镁、偏硅酸等天然水矿物元素,这些元素都是人体必需的营养元素。在世界卫生组织编写的《水质准则》中指出:"食物和水都是获得矿物元素的重要途径,其中从水中钙和镁的典型摄入量占到总摄入量的 5%~20%"。由此可见,含有天然矿物元素的水是理想选择,它不仅口感好,而且更是一些重要矿物元素的获得途径,对于维护考生的健康大脑尤为重要。

纯净水也称为蒸馏水、太空水。这种水是采用蒸馏、离子交换、反渗透等加工方法去除水中的矿物质、有机成分、有害物质及微生物等加工而成的。这种水虽然很干净,但由于不含任何矿物质,所以如果作为经常喝的水,不利于大脑对某些微量营养素的摄取,而且容易稀释体内电解质。

白开水是我们平时喝得最多的水,这种水虽然对身体有很多好处,尤其是比较卫生安全。但如果没有烧开就喝,水中残留的一些对人体有害的物质会相互发生作用,从而形成卤代烃、氯仿等一些有毒有害物质。反之,如果把水烧的时间过长,水中那些不具有挥发性的有害物质和亚硝酸盐,会因

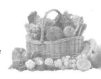

为水的蒸发而浓缩,含量相对增高,经常喝这样的水,可能会对健康产生一些不利影响。

　温馨提示

烦躁的时候请多喝水:大脑制造出来的内啡肽被称为"快活激素",而肾上腺素通常被称为"痛苦激素"。当一个人痛苦烦躁时,肾上腺素就会飙升,但它如同其他毒物一样也可以排出体外,方法之一就是多喝水。

英国东伦敦大学的研究发现,学生在考试前喝杯水,可以提高认知能力,使他们在考试中的表现更为出色。大脑不怕喝水过多。根据一项新的由墨尔本大学和澳大利亚弗洛里神经科学和心理健康研究所合作的大脑成像研究显示,大脑可以自动阻止人体喝过量的水来保护身体健康。

　专家箴言

水中天然有益矿物离子是人类宝贵的营养和健康资源。对于天然饮用水、天然矿泉水等,由于没有做也不需要进行任何深度净化处理,因而保留了诸多天然有益矿物元素。

——第三军医大学博士研究生导师　舒为群教授

　专家解读

科学喝水,还得要选对水杯

选用不同款式、不同颜色的时尚化、个性化水杯,往往成为中小学校里的一道风景线。然而,在选择喝水杯的款式、颜色时,如果不注意水杯的材质或颜色中的有害物质,往往在潜移默化中使身体甚至大脑受到健康伤害。

水杯按材质不同,可分为玻璃杯、搪瓷杯、陶瓷杯、塑料杯、不锈钢杯、铝制杯、纸杯等。与玻璃、不锈钢的杯子比较,那些颜色鲜艳、造型

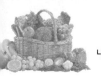

独特、轻巧耐摔的塑料杯子更让人爱不释手,很多考生总是偏爱购买这类杯子喝水。

如要保证大脑健康,水杯的选择还是相当重要的。那么,究竟应该选择什么样的水杯喝水呢?以下 3 点建议可供参考。

(1)选购水杯时要了解水杯的材质,认清塑料制品的种类,可以看底部的三角形标志。常见的食品用材质有 1 号 PET(聚对苯二甲酸乙二醇酯),2 号 HDPE(高密度聚乙烯),5 号 PP(聚丙烯)等。**只有 5 号 PP 材质可以耐热 100℃ 以上的热水,又可以放进微波炉加热并可重复使用,而其他材质的水杯不能装入开水。**

(2)五颜六色的塑料杯不宜选用。那些五颜六色又款式时尚的水杯总是讨人喜欢,实际上在这鲜艳的颜料里隐藏着潜在的健康隐患。当杯子盛入开水或者酸、碱性偏高的饮料时,这些颜料中的铅等重金属元素就容易溶解在液体中。

(3)选用玻璃杯最理想。因为,玻璃杯在烧制的过程中不含有机的化学物质,因而用玻璃杯喝水或其他饮品的时候,不必担心化学物质会被喝进肚子里,而且玻璃表面光滑,容易清洗,细菌和污垢不容易在杯壁滋生。所以,选用玻璃杯喝水,健康又安全。其次,也可选用搪瓷杯。因为搪瓷杯是经过上千度的高温搪化后制成的,不含铅等有害物质,可以放心使用。但是,对于五颜六色的陶瓷杯子,因颜料含铅等重金属问题,也不被专家看好。

常见食物中所含有的好的"糖"、优质蛋白、不饱和脂肪酸,还有钙、铁、锌等矿物质,还有维生素 A、维生素 B、维生素 C 等各种营养素一个也不能少,尤以与其健康大脑生理需求等量的摄入更显重要。

——中国营养学会常务副理事长　翟凤英教授

 5 考前冲刺吃点啥

1. 均衡营养是关键

在现实生活中,生长在经济发达地区的学生随着生活水平的不断提高,胖的越来越胖、瘦的越来越瘦的现象比比皆是。学生中动不动就骨折的情况越来越多,高血压、高血糖、高血脂等营养相关疾病的发病趋于低龄化、多样化。

以上所说的这些问题,归根到底都应验了人们常说的"营养不均衡,体内百病生,要是暴戾吃,还会吃得死"这句话。尤其各种动物性食物,即使所含的是优质蛋白,同样也是适量为"营养品"、过量为"危险品"、再过量就为"剧毒品"。食物供给营养与其生理需求相符合是营养的基本概念。也就是说生理需要多少种营养素,就吃多少种营养素。**生理需要多少量的营养素,就吃多少量的营养素,这才是合理营养和平衡膳食的基础与前提。**

考试是激烈的竞争,没有良好的体质是不可能取得理想分数的。在考试期间,饮食营养虽不能替代知识,但对考生的应考状态和考试成绩都会有很大影响。如考生营养不良,毫无疑问会影响生长发育和大脑功能。当考生严重营养不良时就会出现头昏眼花、注意力分散、思维反应迟缓等症状,导致学习效率降低。考生的繁重课业负担和频繁模拟考试,需要进行极其复杂的脑力活动,更需要摄入与考生大脑营养需求等量的营养素。

如考生营养过剩或不足,都会影响考生大脑发育或是抑制大脑的活力,营养过剩可能发生腹痛、腹胀。营养不足可能导致低血糖、疲劳乏力乃至晕倒等情况。如摄入与其大脑生理需要等量的营养,有助于大脑在考生复习中发挥出更好的效果,从而提高考试成绩,考生在考后又能迅速恢复脑力和体力。

那么,14~17岁考生的大脑营养需求有哪些呢?首先要与每日的营养生理需求量基本相符,如能量2500kcal左右、蛋白质67g左右、铁18mg左右等。针对考生大脑高效劳动的营养特殊需求,不过是优质蛋白、"好"的脂肪、微量元素和维生素等营养素,在现有基础上略微增加一些就够了。

美国麻省理工学院精神病研究专家理查德·沃特曼教授曾说:"饮食中的成分对大脑的影响程度使大脑显得与众不同。你上顿饭吃的什么不大会影响到体内其他器官的功能状态,而大脑就不同了。"

总而言之,当膳食营养均衡了,同时注重与大脑高效劳动相关营养素的摄入,使各种营养素与大脑营养需求相吻合,可使各种营养素各尽所能、各司其职的维护与促进大脑的高效劳动。

2. 注重适量多样、常变花样的膳食

在自然界中,没有一种食物所含的各种营养素的量能满足一个人的营养生理需要量(母乳对于0~6个月的婴儿除外),各种各样的食材都有各自的营养优点和缺点。因而,**每个人的生命与健康绝不能寄托在任何一种单一食物上**。迄今,在已知自然界各种各样的食物中,所含有的40多种营养素是生命与健康密不可缺的。如果人体缺少任何一种营养素,机体就会出现健康问题。但是,还可能有不少迄今未知的营养素,对人体健康和促进大脑功能同样具有重要生理功能。

在各种食物中各种营养素含量到底是多少,人们往往通过在网上搜索,或是从《中国食物成分表》书中寻找到营养含量,以此作为科学依据。然而,不能过分轻易相信这个数据。因为,书中表述的各种各类食物中的营养素含量,仅仅代表被抽查的该食物中所检测的营养素含量。事实上,即使同样是一只鸡,由于饲养方法、喂养饲料、生长周期的不同,其蛋白质、脂肪、钙等各种营养素的含量肯定也是不尽相同的。同样是一棵小白菜,由于土壤、气候、温湿度、肥料、日照、生长周期的不同,其维生素C、胡萝卜素、钙、磷、铁、锌等营养素的含量肯定也是不尽相同的。

因而,注重适量多样、常变花样的膳食,既顾及合理营养的平衡膳食,又避免了一些可能未知营养素的补缺。既顾及各种食物营养素含量高低的优

势互补,又避免了某些食物可能营养素相对匮乏的问题。

基于"适量多样、常变花样"的基本准则,建议考生每天的膳食尽量**做到"四个一点"**,即数量少一点、种类多一点、种属宽一点、色彩靓一点。数量少一点,就是任何一种食物的量不能太多,要恰到好处;种类多一点,就是要求尽可能的食物种类多一点,国内不少营养学家建议每天摄入的食物种类应该在30种以上;种属宽一点,就是要求即使是动物性食物,也要来自畜肉类、禽蛋类、鱼虾类、贝壳类等不同种属;色彩靓一点,就是要求即使是吃各种瓜果蔬菜,也要考虑白、绿、红、黄、紫、黑的食物都要有,以顾及各种维生素、矿物质以及诸多已知或未知营养活性成分的均衡齐全摄取。

因此,做到这"四个一点",也就达到了合理营养和平衡膳食的基本要求。

 温馨提示

做到这"四个一点",还可以筑起五条食品安全防线。
①可以避免由于食物相克诱发"食物中毒"症状;
②可以使胃肠、肝肾等消化代谢器官免受某种损伤;
③可以避免生物性、化学性、物理性食物中毒;
④可以避免某些疑似有害食品对健康的损害;
⑤可以减少胃肠癌、乳腺癌等某些癌症的发生。

3. 注重适当多一点的优质蛋白

蛋白质是大脑的重要组成部分,是大脑智力活动的基础。当蛋白质缺乏时,人体的各种细胞会有不同程度的萎缩,如果蛋白质严重缺乏,细胞还会死亡,其中脑细胞对蛋白质的缺乏尤为敏感。

对于轻度蛋白质营养不良的孩子,一般表现为反应迟钝,注意力不集中;重度蛋白质营养不良的孩子会有全面的智力下降,可能出现乏力、易困倦的表现,久而久之会出现注意力不集中、情绪波动、记忆力衰退等表现。当蛋白质营养不良达到一定的严重程度,则会出现整个大脑的萎缩,脑细胞的体积会变小。

对于考生来说,应当注重适量增加优质蛋白的摄入,可以使大脑保持清晰的记忆与活跃的思维。蛋白质还可与铁等营养素合成血红蛋白,通过血液循环向人体的各个组织输送氧,充足的血红蛋白和氧可以使大脑灵活敏锐,记忆力增强。

优质蛋白的食物来源,主要包括畜肉类、禽蛋类、鱼虾类、贝壳类、奶类等动物性食物,大豆及豆制品也是优质蛋白的良好来源。**在考生的每日膳食安排中,优质蛋白质的摄入量应占总蛋白的 50% 左右,其中 30% 以上的优质蛋白应来自大豆类。**所以,考生在复习考试期间,应适量增加鱼虾、瘦肉、鸡蛋、牛奶、豆腐、豆浆的摄入。因为,这些食物不但含有丰富的优质蛋白质,还富含钙、铁、维生素 A、维生素 B_2 和维生素 D 等营养素。

根据《学生餐营养指南》的标准基本要求,14~17 岁的青少年男女生每天蛋白质的平均需要量为 68g 左右。并根据性别、身高、体重和活动强度的不同可作适当的增减。其中考生每天需要优质蛋白质的摄入量究竟是多少呢?具体地说,即相当于一块肉(不含肉骨约 60g)、一条鱼(不含鱼骨约 55g)、一个蛋(不含蛋壳约 60g)、一杯牛奶(250ml)、三块豆腐干(约重 80g)这些食物的量。初步估算,这 5 样食物中的优质蛋白质在 45g 左右,约占膳食摄入蛋白质总量的 50% 左右,恰到好处。

这里需要提醒一点,就是同样的优质蛋白的动物性食物来源,一般为禽蛋类优于畜类肉,水产类优于禽蛋类。究其原因,是其含有的蛋白质更优一些,又富含多不饱和脂肪酸。

4. 注重摄入有助大脑记忆力的食物

大脑的高级智力活动是由大量神经细胞一同完成的。这些神经细胞间彼此进行联合和协调,以各司其职、各尽所能的发挥整体作用。适当摄入以下营养素,有助于考生改善大脑功能或增强记忆功能。

(1)氨基酸。蛋白质是脑细胞的主要成分之一,占脑比重的 30%~35%,仅次于脂肪。蛋白质是脑细胞抑制和兴奋的主要物质基础,对记忆、语言、思考、运动和神经传导等方面都有重要作用。氨基酸是构成蛋白质的功能单位,可通过神经递质调节大脑功能。至少有五种神经递质合成的前体是氨基酸,如色氨酸是 5- 羟色胺的前体,酪氨酸(或苯丙氨酸)是多巴胺和去甲肾上腺素的前体。又如谷氨酸、赖氨酸和天门冬氨酸有增强大脑学习记忆的作用。

(2)乙酰胆碱和卵磷脂。美国、英国、加拿大等国研究指出,大脑功能、记忆力的强弱除靠积极的锻炼和掌握记忆的规律外,与大脑中乙酰胆碱含量也密切相关。实验表明,卵磷脂可使人的智力提高 25%。**如果考生在考试前约一个半小时,进食富含卵磷脂的食物,可使考生大脑增添活力。**富含卵磷脂的食物有蛋类、鱼类、海产动物、植物胚芽等种子制品、坚果、大豆等。含有胆碱的食物有动物肝脏、蛋类、乳酪、全谷粮食、大豆、小麦胚芽、坚果、鳟鱼等。

（3）B 族维生素。维生素 B_1 和维生素 B_2 有助于大脑把葡萄糖转化为能量,提高记忆力、思考力和判断力。维生素 B_6 能维持中枢神经的运作,加强记忆力。维生素 B_{12} 则能帮助传送和储存记忆力需要的叶酸,并调节脑内的蛋白质和碳水化合物,使中枢神经有效地发挥记忆功能。

（4）锌。锌的含量直接影响一个人的记忆能力,缺乏锌会造成短暂的记忆力丧失,使思考和学习出现障碍。

然而,具有增强记忆力的功能因子有 100 多种,不能说其中含有一种或几种能增强记忆力的功能因子,该食物就具有增强记忆力的作用。因为,能否综合体现出增强记忆力的作用,既与增强记忆力功能因子的品种和数量有关,还与该食物内是否含有不利于记忆的物质有关。

 专家解读

大脑这个"黑盒子"的记忆法则

人的记忆靠大脑,而大脑的记忆分为两类,一类是短时记忆,如记得今早吃了什么早餐、当天的电视新闻内容等,这种记忆犹如飞鸿踏雪泥,偶然留爪痕,第二天常忘得一干二净。也正因为忘得快,大脑才有足够的空间去接收更新的事物。但是,如果大脑完全没有办法让记忆长存,人类就没有办法进步、学习。幸运的是,大脑具有留住信息的功能,即第二类记忆——长时记忆。它让我们记住了美好时光、幸福快乐的童年、美好珍贵的友情、让人感动的瞬间……

到底大脑是如何将这些记忆写入脑海中的呢?

科学家发现,一种非常重要的脑中蛋白质——克列伯蛋白对大脑的记忆有重要的影响。当大脑设法记住一件事时,会"叫醒"这种蛋白质,让它进入细胞核中唤醒相关基因,并引起一连串反应,产生更多的与记忆有关的特定物质。大脑就利用这些物质来建立新的神经网络,

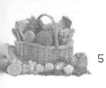

重组大脑某部位的神经细胞,使它们之间的联系更加快速有效,最后形成一条强有力的神经传导路线。借着这条新的路线,一段我们想要留住的记忆就永远被烙印在脑海中,随时可以拿出来重温。

那么记忆被贮藏在大脑的哪一部分呢?研究发现,大脑记忆的"黑盒子"位于脑部深层一种被称为海马回的组织中,但是要将短时记忆转成长时记忆,让一次浪漫的晚餐长留脑中,还需要记忆"黑盒子"周围的神经网络及时将这些信息进行转换。一旦这些周围组织受伤,神经网络错乱了,记忆的"黑盒子"就再也不能"芝麻开门",大脑就会失去记忆能力,甚至过去的事物也会被全部忘掉(如车祸受伤后产生的失忆症)。

5. 注重摄入促进大脑记忆信息的食物

有些食物不仅有助于发展智力,增强记忆力,激发人的创造力和想象力,使思维更敏捷,精力更集中,而且还可以帮助考生应付压力,克服思维迟钝。如葡萄糖、维生素、矿物质等营养素,能够促进大脑记忆信息的功能。

(1)葡萄糖。大脑每天都需要糖分。神经系统中含糖量很少,必须靠血液随时供给葡萄糖。**当血糖下降时,脑的耗氧量下降,轻者会感到疲倦,不能集中精力学习,重者会昏迷,尤其是不吃早餐的考生。**葡萄糖在新鲜的水果和蔬菜、谷类、豆类中含量较丰富,在成熟蜂蜜中葡萄糖是主要成分。

(2)维生素。维生素 A、维生素 B、维生素 C 对抽象思维和良好的记忆很有帮助。**维生素 C 被称为"脑力泵",是最高水平的脑力活动所必需的物质,可以提高智商指数。**缺乏维生素 B_1,会导致抑郁状态;缺乏维生素 B_2,即使是心理稳定的考生也会出现忧郁、暴躁及恐惧症状;缺乏维生素 B_6,会降低血清素,而血清素较少就会导致抑郁症;缺乏维生素 B_{12} 表现为情绪失控或长期疲乏,易被误认为是早衰。维生素 A 也能保护大脑神经细胞免受自由基侵害。维生素含量丰富的食物有动物肝脏、鱼油、胡萝卜、叶绿蔬菜、西兰花、甘薯、南瓜、杏、番木瓜等,以及所有的黄色或橙色蔬菜。

(3)锌、铁、镁等矿物质。矿物质也是活跃大脑细胞的必要元素。钠、铁、锌、镁、钾、钙、硒、铜可以防止记忆退化和神经系统的衰老。如锌能增强人的记忆力和智力,缺锌可使人昏昏欲睡,萎靡不振;缺铁会减弱注意力、延迟理解力和推理能力,影响考生的学习效率和记忆力,使学习成绩下降;钙可以活跃神经介质,提高记忆力,缺钙会引起神经错乱、失眠、痉挛症状;缺镁会使机体卵磷脂的合成受到抑制,引起疲惫、记忆力减退。

 常见益脑矿物质含量前十位的食物

铁:花蛤、苔菜干、黑木耳、发菜、黑芝麻、松蘑、桑葚干、蛏子、鸭血、鸡血;

锌:花蛤、海蟹、生蚝、小麦胚粉、扇贝、牡蛎、香菇、茶树菇、螺蛳、鱿鱼干;

镁:海参、裙带菜、西瓜子、南瓜子、桑葚干、黑芝麻、葵花子、杏仁、海苔、荞麦。

6. 注重摄入增进大脑注意力的食物

注意力是人的心理活动对外界一定事物的指向和集中。指向就是把意识活动朝向于那些具有一定特点的事物,集中就是意识活动深入到所要了解的事物中去。注意力是记忆力、想象力、思维力、观察力的准备状态,是大脑进行感知、学习、思维等认知活动的基本条件。"注意"是一个古老而又永恒的话题。俄罗斯教育家乌申斯基曾精辟地指出:"'注意'是我们心灵的唯一门户,意识中的一切,必然都要经过它才能进来。"

如果考生的大脑混沌不清、注意力下降等,不但影响考生平时的学习成绩,更不可能考出优异的成绩。那么,如何注重摄入增进大脑注意力的食物,使考生保持集中注意力,取得好成绩呢?

(1)要吃早餐。美国杜克大学柯纳斯博士研究发现,吃早餐的孩子比不吃早餐的孩子更容易集中精神。如果考生不吃早餐的话,体温就会相对偏低,大脑营养跟不上就会动力不足,变得迟钝。而吃早餐的考生,大脑活动需要的葡萄糖值就会上升,它就能供给脑部充分的能量,这就有助于提高考生的专注力。

(2)要吃富含酪氨酸的食物。多巴胺、去甲肾上腺素、肾上腺素是提升注意力较为重要的神经递质,制造它们的原料是酪氨酸。这种氨基酸经两步反应生成多巴胺,多巴胺在特殊酶的作用下生成去甲肾上腺素。平时应多吃富含酪氨酸的食物,如花生、豆类、奶酪、葵花籽、糙米等。

(3)要吃"好"的脂肪。大脑信息的产生和传输需要神经纤维发挥作用。包裹这些神经纤维的纤维鞘需要一种髓磷脂来构筑。深海鱼、核桃等食物中富含的 ω-3 脂肪酸具有修复和保养这些髓磷脂的功效,常吃能帮助更好地集中精力。

(4)吃够绿叶蔬菜。绿叶蔬果中富含的维生素 C 可以维持智力水平,同时帮助乙酰胆碱的合成,加强记忆能力。有研究证实,脑部缺乏乙酰胆碱会使人精神难以集中,甚至头晕。《神经病学》杂志刊登新研究,每天两份蔬菜(特别是绿叶蔬菜)能让注意力年轻 5 岁。

(5)多吃全谷食物。多项研究表明,与吃精制食物早餐或不吃早餐相比,全谷食物早餐更有助于维持与加强注意力。

7. 注重摄入促使大脑活跃的食物

高考冲刺越来越近,复习压力越来越大。"早上困倦、上课提不起精神"成为不少中考、高考学生的"常见病"。这其中与每天吃的怎样,营养摄入与大脑需求是否匹配有很大的关系。在此,为考生提出以下 4 点建议。

(1)注重摄入优质蛋白,使思考更敏锐。大脑思维的敏锐与否,与蛋白质中酪氨酸、色氨酸这两种氨基酸的相互竞争有关。实际上,具有调节情绪和刺激神经系统的酪氨酸和负责传送细胞间神经冲动的色氨酸两者互相竞争进入大脑,发挥其生化作用活跃大脑的。许多国际象棋冠军在比赛开始前,饮食都以优质蛋白为主。富含优质蛋白的食物,尤其是鱼,可谓是富有意义的"健脑食品"。然而,在正餐时是先吃鱼还是先吃碳水化合物呢?**如果要在饭后保持专心警惕,就要先吃含优质蛋白的食物,后吃含碳水化合物的食物,即先吃鱼类、蛋类,后吃谷薯类主食。如饭后想松弛一下或小睡一会,那就先吃主食。**如果需整天保持头脑敏锐,就要以优质蛋白早餐开始,午餐顺序也是先蛋白质后碳水化合物,并且优质蛋白相应要多一些。在海产品、豆类、禽类、肉类中含有丰富的酪氨酸,有助大脑敏锐思考。

(2)注重主食,为大脑提供持续的活力。考生在摄取肉类、蛋类、牛奶等优质蛋白的同时,应摄取富含碳水化合物的主食。因为,碳水化合物可直接转换成脑部必需的燃料——葡萄糖,葡萄糖支援大脑做每一件事,如思考、记忆、解决问题。**如果考生在一日三餐中,注意摄入一定量的糙米、燕麦等五谷杂粮,可减少发生低血糖的反应,同时可提供有利于大脑能量代谢的**

B 族维生素。

（3）喝一杯水，唤醒头脑。水是生命的源泉，也是大脑的主要成分。在每天早晨醒来且脑部开始"运作"之前，先喝一杯水，会比任何一种食物更有助于唤醒大脑，指挥身体开始新一天的各项活动。

（4）细嚼慢咽，刺激大脑活动。近年来，研究指出，细嚼慢咽可促使脑细胞活动旺盛，并提高记忆力。这是因为咀嚼食物需要张开上下颚，这个动作能增加人体对大脑的耗氧量，从而活化脑细胞，以提高判断力、集中力及记忆力等。

8. 注重摄入能使大脑减缓压力的食物

随着中、高考的时间越来越临近，考生的心绷得一天比一天紧，时刻都处于应激状态。而适度的应激，可使人精神振奋，注意力集中，学习效率提高。但长期过度的应激会引起过度紧张、焦虑，严重影响考生的身心健康和学习生活。

在合理营养与平衡膳食的基础上，注重摄入能减缓大脑压力的食物，可以为考生超强度的脑力劳动提供足够的营养能量。这是考生减轻心理压力的生理保证。许多研究表明，有的食物确实有直接减轻心理压力的作用，有的食物还可使思维更加敏捷，精力更加集中。为此，建议采取以下 3 个方面的饮食措施，积极应对和减缓考生压力。

（1）注重摄入富含磷脂和维生素 B_1 的食物。磷脂是与记忆有关的神经递质——乙酰胆碱的合成原料，在蛋黄、鱼子、核桃、大豆、香蕉等食物中含量丰富。在 B 族维生素中最为重要的是维生素 B_1，因为它在人体中的储存量最小，几天不足就可能对工作效率有所影响。因此，适当吃些全谷杂粮、豆类来补充 B 族维生素是有必要的。另一方面，这些主食的血糖反应比较低，有利于较长时间维持精力和情绪的稳定。

（2）注重摄入富含钙、钾等元素的碱性食物。一般而言，人体在正常情况下体液呈碱性，当用脑过度或体力消耗大时，体液则相对呈酸性，这里所指的酸碱并非工业上的 pH 酸碱值的标准，而是相对于人体的 pH 值。考生如果长期偏好吃代谢呈酸性的食物，致使体液 pH 低于 7.0 时，身体就会产生不舒适的感觉，进而可能会导致精力不集中、记忆力下降、失眠、烦躁、情绪波动等。在各种食物中，凡含有钙、钠、钾、镁等金属元素总量较高，并在体内最终代谢产物呈碱性的食物称为碱性食物，如海带、菠菜、芹菜、茶叶等

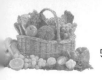

蔬果类食物。凡含有氯、硫、磷等非金属元素总量较高,并在体内最终代谢产物呈酸性的食物称为酸性食物,如猪肉、牛肉、鸡肉等动物性食物。因此,如果吃点海带、菠菜、酸奶等碱性食物,有减缓压力的效果。

（3）压力大时,应首选清淡食物。在各种食物当中,给消化系统带来较大压力的就是富含脂肪和蛋白质的食品。脂肪多的食物排空慢,还需要较多的胆汁来帮忙。蛋白质类的食物需要较多的胃酸和蛋白酶,所以吃高蛋白食物给胃和肝脏带来的压力都比较大。有关研究表明,缩胆囊素（CCK）是促进困倦感的一个因素,而摄入脂肪和蛋白质丰富的食物会使 CCK 上升。

如果干了一天的体力活,用大鱼大肉慰劳自己是可以的。**而如果干了一天脑力活,饭后还要继续干,就不能多吃那些给消化系统带来沉重负担的食物**。压力越大,就越得注重少荤多素的清淡饮食。尽量降低消化系统对人体精力和能量的消耗,才能保证饭后不会昏昏欲睡、脑力效率下降。因而,吃"好"的脂肪和优质蛋白食物也要把握好一个度,否则会适得其反。

9. 注重摄入有助减缓大脑疲劳的食物

人若长时间用脑,过度思虑、紧张、抑郁,而得不到营养供给和适当的休息,会使大脑因疲于"拼命苦干",出现头昏脑涨、注意力不集中、精神不振、反应迟钝、疲乏无力等大脑疲劳的状况。

考生在面临中、高考期间,往往表现出不同程度的大脑疲劳"病态"。由于考生大脑负荷过重,要是营养与供氧跟不上,就会导致头昏脑涨、思维迟钝、记忆力下降等问题出现。为此,建议注重摄入以下食物,有助减缓大脑疲劳。

（1）富含必需脂肪酸的食物。如核桃、扁桃仁、榛子、甜杏仁、花生、松子、西瓜子等坚果,有助维持大脑健康和增强记忆力。因为,在这些坚果内必需脂肪酸——亚油酸的含量很高,且无胆固醇。另外,坚果内还含有特殊的健脑物质,如卵磷脂、胆碱等。这些天然的益脑物质与其他保健食品不能相提并论。

（2）富含 B 族维生素的食物。B 族维生素是一个大家族,包括维生素 B_1、维生素 B_2、烟酸、叶酸、泛酸等。其中对缓解疲劳最重要的是维生素 B_1,缺乏维生素 B_1 的典型的症状之一就是乏力。**B 族维生素之间存在着相互作用,所以补充复合 B 族维生素的效果比单纯补充维生素 B_1 更好**。维生素

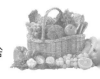

B_1 主要存在于粗杂粮中，维生素 B_2 主要存在于动物性食物中，叶酸、泛酸等则广泛存在于各种食物中。

（3）富含维生素 C 的食物。维生素 C 可以帮助人体对抗不利的环境，缓解许多不适的症状。充足的维生素 C 能够帮助我们保持充沛的精力，不容易疲劳，缓解疲劳乏力的症状。绿叶蔬菜、深色类水果是维生素 C 最好的来源。

（4）富含铁的食物。铁是构成血红蛋白的重要成分，铁缺乏会导致缺铁性贫血，伴有疲劳乏力等症状。适量补充铁对增强免疫力、缓解疲劳乏力的症状有帮助。**畜类瘦肉、动物肝、动物血是铁的良好来源，而且所含的是容易被吸收的血红素铁。**

（5）富含锌的食物。人体内 200 多种酶的正常工作需要锌的帮助，所以锌又被称作"生命之花"。锌缺乏意味着体内 200 多种酶不能正常工作，则大脑的活力受挫将是首当其冲。充足的锌可以维持机体正常的代谢，保持充沛的体力。锌在蛤蜊、海蟹、扇贝、泥蚶、牡蛎、螺蛳等贝类食物中含量特别丰富。

 何谓"脑力疲劳"

脑力疲劳是由于长时间用脑，引起脑的血液和氧气供应不足而使大脑出现疲劳感，主要表现为头昏脑涨、食欲不振、记忆力下降、注意力不能集中等。脑疲劳是一种亚健康状态，尤以脑力劳动者和在校学生为甚。据专家调查分析，在我国青少年群体当中，至少有 50% 的人存在着不同程度的脑疲劳。

10. 注重摄入能激发大脑快乐的食物

情绪也会对考生的学习效率产生影响。也许，不少考生都曾有过这样的体会，如果某一天，自己精神饱满而且情绪高涨，那么在学习同样科目知识时也会感到很轻松，学得也很快很自在，这其实就是情绪在影响。

情绪快乐与否，主要是由大脑中控制快乐情绪的几种神经递质掌控着。只有大脑快乐了，情绪才能快乐，才能高效率地学习和轻松应对考试。那么，注重摄入哪些食物，才能激发大脑的快乐呢？不妨摄入以下营养物质，也许可以起到事半功倍的效果。

（1）让大脑愉悦学习的多巴胺。去甲肾上腺素使情绪变得积极，这只是快乐的开始，还需要大脑分泌一种导致快感的化学物质，它就是多巴胺。含脂肪和糖分多的食品会刺激大脑分泌多巴胺，但存在大起大落的趋势，使效果难以持久。要使多巴胺"细水长流"的办法就是补充苯丙氨酸，它在大豆、花生、糙米、燕麦、番茄、苹果等食物中含量较丰富。

（2）让大脑满足快乐的 5- 羟色胺。5- 羟色胺最早是从血清中发现的，又名血清素，是一种能产生愉悦情绪的信使，能调节人的情绪、精力、记忆力。如 5- 羟色胺减少，可以表现为记忆力减退、情感异常，容易发生抑郁、冲动甚至自杀或是攻击性暴力行为。血清素能让人获得满足、平静的感觉。含有色氨酸的食品包括肉、鱼、蛋、奶酪、牛奶、酸奶、豌豆、大豆和小扁豆等食物。

（3）让大脑快乐的"催化剂"——维生素。维生素能够帮助大脑产生和情绪相关的神经递质，帮助大脑产生神经细胞活动需要的氧气和能量，是情绪快乐的好帮手，如维生素 B_1、维生素 B_2、维生素 B_6、维生素 B_{12}。

总之，菠菜等深绿色蔬菜，还有香蕉、柑橘、猕猴桃、小黄米、燕麦、黄花菜、鸡腿菇、豌豆、扁豆、核桃、深海鱼、黑巧克力等食物都有助激发大脑快乐。

11. 注重摄入激发大脑青春活力的抗氧化食物

人体犹如一台发热机，有赖于氧执行基本新陈代谢功能。氧是人们最重要的"营养物质"，机体的每个细胞每时每刻都需要它。没有氧，就无法从食物中释放出能量，更无法驱动身体包括大脑活动的所有反应。抗氧化食物能激发大脑的青春活力。然而，当线粒体消耗氧气为细胞制造能量时，一种叫作氧自由基的副产品就被释放出来。那么，如何去识别"作恶多端"的自由基，又如何抗衡自由基以维护和激发考生的大脑青春活力呢？

（1）自由基——人体内的"恐怖分子"。自由基是缺少一个电子的不稳定小分子，它们就像人体内的"恐怖分子"，为了使自己变得稳定，会通过夺取人体正常组织的电子来攻击人体。自由基在人体内随着血液漫游全身，可氧化损伤任何与其接触的细胞和组织，使身体因"生锈"而"老化"，就像坚硬的铁块也会因生锈而渐渐变成铁屑粉末一样。

（2）大脑在自由基面前很脆弱。有两个原因使大脑对自由基损害格外敏感。第一，大脑是一个功能活跃的器官，它从不停止工作。脑细胞要求连续的氧气和血液供应以满足制造能量所需,这就增加了自由基的产量。第二,大脑中有 50% 的脂肪,使得它更容易产生脂质过氧化。要避免和挽回这种损害引起的脑功能障碍,最好的办法是向大脑注入更多的抗氧化剂,以此来中和自由基的破坏作用。

（3）抗氧化食物可"吃掉"自由基。有"压迫"就有"反抗"。人的机体既产生自由基,也产生抗自由基的物质。机体抵抗自由基的武器是抗氧化剂,它们就是人体的"健康卫士"。抗氧化剂通过牺牲自身的电子引诱自由基,保护机体不受损害。常见的"抗氧化剂"食物至少有以下 5 类:

①维生素类:如维生素 C、维生素 E 等;

②胡萝卜素:如 β- 胡萝卜素、α- 胡萝卜素、番茄红素等;

③类黄酮类:如花青素、虾青素等;

④多酚类:如茶多酚等;

⑤矿物质:如硒、锌等。

（4）激发大脑青春活力。事实上,我们日常所吃的许多深绿、深紫、深黄、深黑、深红的新鲜水果和蔬菜,大多含有上述说到的各种抗氧化物质。如西兰花、紫甘蓝、胡萝卜、紫葡萄、胡萝卜、西红柿、蓝莓、桑葚、牛油果、紫薯、黑大豆等许多新鲜的深颜色的瓜果蔬菜,都具有很好的抗氧化能力。而且,这些抗氧化剂可以帮助减少氧自由基以保护大脑。

如果,每天进食 5000~6000 氧自由基吸收容量（ORAC）单位抗氧化剂,就会使机体的保护性能更完善。在每 100 克食物中的 ORAC 含量,菠菜为 1260、孢子甘蓝 980、苜蓿 930。也就是说,**每天吃 500g 以上的新鲜深色瓜果蔬菜,大约摄入 5000 以上的 ORAC 单位抗氧化剂,就能有效激发大脑青春活力。**

何谓"氧自由基吸收容量（ORAC）"

　　ORAC 数值表示特定食物中和自由基的总能力,也即氧化自由基吸收能力,又称抗氧化能力。ORAC 数值越高,则抑制自由基的抗氧化能力就越强。

12. 注重补水,确保大脑充满活力

考生在面临中、高考时复习功课的压力越来越大,天气又越来越热,考

生在这特殊阶段的压力或烦恼,加上大脑本身的生理需要,都应当注重补充水分,才能使考生大脑充满活力。应该如何补水和喝多少水呢?每天喝水量宜为1500~2000ml,以确保机体血液循环顺畅,并使大脑工作生理需求的氧得到及时供应。可以喝白开水、天然饮用水、天然矿泉水等。当然,含有适量天然矿物质的饮用水最为理想。

早晨起来就喝一杯温开水,润润肠,让前一晚睡眠流失掉的身体水分及时得到补充,还可加快肠道蠕动,促进排便。上学前夕可以喝杯柠檬水,既能达到补水目的又有助清醒大脑。

这里值得提醒的一点,就是切忌以喝饮料代替喝水,更不能饮用碳酸饮料。还有一些含糖的饮料,既不宜喝更不能在吃饭前饮用,以免产生饱腹感,影响进餐时的食量。还有一些功能运动型饮料,也不可乱喝。因为,运动型饮料会使人变得兴奋,反而影响精力的集中。而果汁型饮料因糖分多,喝后更易口干……

然而,喝些绿豆汤、酸梅汤还是可以的。因为,绿豆具有解毒解暑作用,可谓夏季的健康饮品。另外,也可到中草药店买些菊花、金银花、山楂、麦冬等泡水饮用,既可清热解暑又能提神醒脑,也是考生确保大脑充满活力的一个不错选择。

另外,考生在考试期间可以喝一些淡茶,但一定不要太浓。因为,浓茶有兴奋的作用,会适得其反,影响睡眠质量。但是,考生在考试期间一定不要过多的喝咖啡,因为咖啡因的作用会使人尿频,可能会影响考生的临场发挥。

如何做到学习方法巧安排

人在什么时候记忆力最好呢?每个人都有个体差异。一般来说,大脑思考能力在上午8时左右比较严谨、周密,思考能力在下午3时左右比较敏捷,记忆力在晚上8时比较强,推理能力在白天12小时内逐渐减弱。根据这些规律,早晨刚起床,人的想象力较丰富,就抓紧时间捕捉一些灵感,做些构思工作,兼读语文和背诵英语单词。上午上课认真听讲,做好课堂笔记;下午除听课外,要快速准确做好当天的笔头作业;晚上加强记忆和理解,预习第二天功课。中午、傍晚的空隙时间可以看看报纸、收集写作素材,或是放松的散步和休息。

专家箴言

考生在大脑紧张学习期间,注重适当增加摄入富含优质蛋白尤其是色氨酸,"好"的脂肪尤其是 ω-3 系脂肪酸、胆碱和卵磷脂,铁、锌和维生素 C 等有助于促进记忆、消除大脑疲劳的食物无疑是有益的。

——国家一级营养师、一级健康管理师　郑育龙

 专家解读

常见有益考生大脑健康的食物

排序	坚果类	水果类	鱼蛋类	其他
第 1 位	核桃	香蕉	海鲟鱼	银耳
第 2 位	杏仁	猕猴桃	金枪鱼	猴头菇
第 3 位	碧根果	桑葚	沙丁鱼	香菇
第 4 位	松子	桂圆	鱼卵	西红柿
第 5 位	葵花子	荔枝	鳝鱼	菠菜
第 6 位	南瓜子	刺梨	花鲫鱼	芦笋
第 7 位	腰果	苹果	海鲑鱼	洋葱
第 8 位	开心果	红枣	带鱼	大豆
第 9 位	黑芝麻	无花果	蛋类	豌豆
第 10 位	花生	葡萄	牛奶	糙米

营养贵在全面、均衡、适量，营养主要来源于一日三餐的平衡膳食。为考生设计并提供一套与其生理需求相符的营养餐，是增进考生青春健康和大脑给力，提高考生课堂效率乃至取得良好学习成绩的重要基础。

——北京大学公共卫生学院　马冠生教授

 6　考生三餐怎样吃

1. 启动一天的考生早餐营养

关于早餐的营养问题，一向受到国内外营养与健康养生方面专家的高度关注。在西方国家有这样一句俗话，有的说"早餐像皇帝、中餐像绅士、晚餐像乞丐"，有的说"早餐吃得像皇帝，午餐吃得像平民，晚餐吃得像乞丐"。在我国也有这样一些俗话，如有的说"早餐要吃好、中餐要吃饱、晚餐要吃少"，有的说"早餐是金、中餐是银、晚餐是铁"等。

不论哪一句俗话都说明了早餐的重要性。**国内外诸多科学研究佐证，早餐吃得不健康，反应就跟不上。**然而，不少考生往往是早餐马虎，午餐凑合，晚餐丰富。原因很简单，就是早上的时间太紧张了。早晨起床后匆匆忙忙穿衣洗刷，马马虎虎应付早餐后，就得急急忙忙赶到学校。

在一般情况下，胃肠道对前一天摄入的食物营养，经过一个晚上的活动和基础代谢已基本耗尽。因此，急需由早餐补充足够的能量和各种营养素，为启动新一天大脑工作和体力劳动的"发动机"补充所需要的"油"。如果早餐不加这"油"，不能获得能量和各种营养素，势必影响新一天的生理需求、体育活动和学习效率。

也就说，如果在新一天的"发动机"启动时，没有获得应有的生理所需的各种能量和营养素，将会使考生的血糖水平持续低下，大脑活动由于能量和营养需求跟不上，使脑力工作能力处于低谷状态，势必削弱考生一个上午的大脑思维活动与学习工作能力,影响到一整天的大脑学习工作效率。

根据有关研究报告,通过对吃不同质量早餐的人群进行血糖水平观察,分析早餐质量对工作效率的影响。研究结果发现,**注重早餐营养均衡全面的考生,整个上午的血糖一直维持在正常水平,课堂上的学习注意力就集中,学习精力就充沛**。而少吃甚至不吃早餐的考生,到上午十点钟时就出现注意力涣散,不同程度的饥饿感和疲劳征兆使他们的课堂学习效率低下,学习成绩明显低于吃好早餐的考生。

2. 不吃早餐对考生的危害性有多大

由于人体的新陈代谢在上午最旺盛,下午次之,晚上最弱。如果在新陈代谢最旺盛的前夕得不到生理需求的基本营养供给,将对考生健康和大脑工作能力至少产生以下 6 大危害。

(1)容易发生低血糖。由于人体经过一夜的休息睡眠,体内的营养已消耗殆尽,血糖浓度处于偏低状态,如果不吃早餐,大脑得不到正常血糖水平以维持工作,容易引起低血糖。这时,机体为了遏止低血糖发生,尽力调用自身脂肪、蛋白质以产生能量,还容易引起饥饿性酮症,甚至于有发生酮症酸中毒的可能。

(2)降低课堂学习效率。由于大脑运转需要调用血液中的葡萄糖,即血糖,这也是大脑能够利用的唯一的能源储备。并且,葡萄糖在肝脏和肾脏中只能贮存 8 小时。如果不吃早餐或早餐营养不足,血糖水平就会相对降低,以致不能及时为神经系统的正常工作输送充足的能源物质。

(3)容易患胃肠疾病。由于不吃早餐引起空腹时间过长,会影响胃酸分泌和胆汁排出,减弱消化系统功能,又因食物对胃的工作负担和压力不均匀,日积月累容易造成胃肠功能障碍,从而诱发胃炎、胃溃疡等慢性胃肠疾病。

(4)容易引发肥胖。由于不吃早餐,中餐和晚餐进食时必然会吃下过多的食物,尤其是晚餐,饭后不久就睡觉。机体来不及消化吸收,长此以往,身体不堪重负,使得热能过剩,极易造成脂肪堆积,使人发胖。肥胖又是高血压、糖尿病、脂肪肝等诸多代谢综合征的危险因素。

(5)使机体抵抗力下降。长期不吃早餐不但会引起全天能量和营养素摄入不足,而且一般到上午十点钟就会出现饥肠辘辘的现象,造成肠内壁过度摩擦,损伤肠黏膜,导致消化系统的疾病而引起营养不良,这样,全身的免疫力降低,机体的抵抗力也随之下降。

(6)容易患心脑血管病。因为机体在一夜的睡眠中,因呼吸、排尿等显性或非显性发汗,失去大量水分。如果不吃或少吃早餐又不饮水,会导致机体血容量减少,血液黏稠度增高,容易形成微小血栓,直到出现堵塞心脑血管的危险,进而影响大脑。

3. 考生不想吃早餐的原因有哪些

有的考生总是不愿意吃早餐,或者是在家长面前吃一点敷衍了事。尽管家长有时候为考生准备了很好的早餐,但考生常常以"没有时间"和"没有食欲"等种种借口拒吃早餐。归纳考生不想吃早餐的缘由,大体上有以下10个原因。

(1)考生早餐吃得太早。有的家长在早晨很早就做好了早餐。为防止刚做好的早餐冷了掉味,听到孩子起床后,就赶快招呼孩子尽快吃早餐。这时候,由于考生胃肠道的生理反应尚未产生食欲感,导致不想吃早餐。

(2)考生前一天晚餐吃的太晚。有的考生由于前一天的晚餐吃的太晚,或者在睡前吃了不少的零食,以致与早餐的时间间隔太短。由于前一天的晚餐食物尚未完全消化掉,也自然而然影响到早餐的食欲。

(3)考生前一天晚餐吃得太饱。有的考生在前一天晚餐吃得太饱,使胃肠道工作过劳尚未完全恢复过来,导致第二天提不起精神,有浑身懒散和不想吃早餐的感觉。

(4)课业负担日趋加重的学习压力影响。有的考生由于课业负担日趋加重和学习紧张,又往往前一天熬夜做作业时吃了不少零食,以致考生的胃肠道动静规律失调,从而影响早餐的食欲兴趣。

(5)心事重重在家庭作业上。有的考生由于还没有完成前一天的家庭作业,又怕面临新一天堆积如山的作业压力。由于沉重的心理压力影响了应有的早餐食欲,以致总感到吃不下早餐。

(6)早餐不符合考生的口味。有的家长尽管想方设法、用尽心思做出了营养美味的早餐,但由于不符合考生既有的舌尖欲味,或者是与考生想象中的刺激性美味差异太大,因而拒绝吃早餐。

(7)心情不愉快。有的考生在前一天与父母之间,或者是与同学、老师之间发生过不愉快的事情,常常延续到第二天早上,会带有不快的情绪而没有心情吃早餐。

（8）片面追求"骨骼美"。有的考生由于体检时发现超重了一些，受某些媒体演绎的所谓"骨骼美"影响，刻意片面追求苗条身材而拒吃早餐。结果适得其反，体型越来越胖。

（9）错误理念影响。有的考生总觉得早餐不重要，总认为上午一般都是课堂学习，没有什么体育活动，早餐不吃也行，还省钱呢。然而，"负清单"则是无法估量的。

（10）逆潮装酷。在当今信息社会，如果让学校班级里的50多名考生回答一个问题，即"你认为什么是最酷？"，此时竟然有些考生会立即不加思考地回答是不吃早餐。

4. 如何设计与制作考生的早餐营养食谱

考生早餐营养食谱的设计与制作，应当以合理营养的平衡膳食理论为指导，根据早餐基本特征和考生启动新一天大脑的营养需求情况，结合本地食物资源的实际情况，可以从以下6个方面考虑，为考生设计与制作早餐营养食谱。

（1）早餐食谱中的各种营养素设计量，一般应占全天供给量的30%左右。其中对于能量、蛋白质、脂肪、维生素、矿物质等任何一种营养素的供给量，都不能少于全天供给量的30%，最低也不能低于20%。

（2）适当注重富含碳水化合物食物的供给量，以确保新一天一开始，就能较快满足整个上午生理活动和学习用脑的能量基本生理需求量。不要用或尽可能少用白糖、红糖、冰糖等纯能量类碳水化合物作为早餐。

（3）适当注重富含维生素C、苹果酸、柠檬酸食物的供给量，以使考生在新的一天开始时，就能较快启动大脑与感觉到神清气爽。梨、橙子、猕猴桃等水果，这些营养素的含量比较丰富。

（4）要以"适量多样、常变花样、均衡营养"为基本原则，依循"五谷搭配、粗细搭配、荤素搭配、多样搭配"的基本要求，将考生早餐食谱的营养设计，尽可能做到食物多样化，即有粮有豆、有荤有素、有菜有果、有干有稀的搭配。

（5）在具体设计考生每天早餐食谱时，应将主食类（如杂粮粥、粮豆粥、八宝粥等）、粮肉兼顾类（如菜肉包子、三鲜饺子、鸡蛋煎饼等）、蔬果类（如水果拼盘、沙拉蔬菜、花生西芹等）、饮料类（如牛奶、豆浆、燕麦浆等）等组成一份套餐，并且能够做到食物多样、种类齐全合理的搭配，以使考生摄入均衡

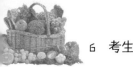

全面的营养素,有利于大脑细胞增进活力,提高整个上午的学习效率。

（6）在具体制作方面,要根据不同的食材进行适当的粗粮做磨,粗材细做。善于有粮有果、菜肉兼顾的搭配;善于制作剁碎包嵌类的带馅糕点。同时,要注重清淡可口、自然提鲜的美食效果。

5. 考生早餐营养的基本框架

考生早餐营养框架的基本要求,可以用这样一句顺口溜来概括:**"主食两种一小菜,蛋果两样一杯奶"**,具体设计与编制的方法思路如下:

（1）两种主食。基本框架为主食和餐点各一种,在搭配与制作方面要有米有面、有粗有细、有稀有干、有荤有素,如主食为五谷杂粮粥、八宝粥等,餐点为菜肉包子、菜肉馄饨等。这样的食谱既做到了食物多样化,又使在主食中同样摄入到较为均衡、全面的考生生理所需的各种营养素。

（2）一个鸡蛋。即供给一个鸡蛋,如制作为水蒸蛋、炒鸡蛋、煮鸡蛋、荷包蛋等。也可将鸡蛋掺和到米面中,制作成鸡蛋面饼、鸡蛋糕点等。

（3）一小碟菜。主要考虑到调味开胃、促进食欲、补缺相应营养素。如凉拌木耳（如由黑木耳、洋葱、香菜等食材组成）、香干马兰头、芹菜花生米等。

（4）一个水果。水果可选用橙、梨、猕猴桃、提子、梅子、苹果等。如选用其中两三样水果做成水果拼盘,既口味丰富又营养更全面。

（5）一杯奶。即一杯豆奶或牛奶,但建议最好是一杯豆奶（牛奶宜在晚上喝）。或者制作一杯五谷杂粮方面的浆,如五谷豆浆、燕麦核桃浆等。

总之,为考生设计与安排一套科学合理的早餐食谱,既能使考生得到更为均衡全面的营养,又能使整个上午大脑保持良好的学习效率。既有助于良好的食物消化,又能使考生感受到新一天营养美食的享受。

 专家解读

常见营养素补缺食物与烹制技巧

一、含钙丰富食物与烹制方法技巧

1. 虾皮:每100g虾皮中含钙量为991mg,如果在9~11岁学生午餐的菜肴中,使用3~15g的虾皮,就能达到标准需求的8.5%~

42.5%。这 3~15g 虾皮如何制作成菜肴呢？

（1）做成虾皮饼。如使用虾皮 15g 左右，可做成虾皮饼。具体做法：第一步是将面粉、虾皮、葱花、鸡蛋、水混合搅匀，形成比较湿的面糊；第二步充分搅匀后静置十分钟，加热平底锅，倒少许油；第三步取适量面糊倒入平底锅摊匀，中火煎至两面金黄即可。

（2）掺入肉馅料。使用虾皮 5g 左右，掺入肉馅料中成为一种带有海鲜的美味馅。具体做法：第一步将干虾皮在热锅中煸香；第二步将煸香的虾皮筛去杂质；第三步将去杂的虾皮放在粉碎机粉碎（粉碎的越细越好）。然后掺入肉馅料中（加适量葱姜等去腥），做成油面筋塞肉、油豆腐塞肉等，既美味又有利于消化。

（3）烹制海鲜汤。如使用虾皮 3g 左右，可烹制成海鲜汤。具体做法有两种：传统做法，如虾皮紫菜汤（可由虾皮与粉丝、紫菜、香菜、菠菜、榨菜、枸杞子、鸡腿菇、肉丝等食材搭配）；创意的做法是将煸香粉碎的虾皮末，与以上有关食材搭配做成海鲜汤，也是既美味又有利于消化。

另外，也可将煸香粉碎的虾皮末掺入肉糜、鱼糜做成相应的贡丸，与相应的食材搭配烹制，如小菜肉贡丸、菠菜鱼贡丸等。也是色香形美，美味无穷。

2. 小香干：每 100g 小香干中含有 1019mg 的钙。如果在 9~11 岁学生午餐的菜肴中，使用 5~20g 的小香干，就能达到标准需求的 14.6%~58.2%。这 5~20g 小香干如何制作成菜肴呢？

（1）香干粒菜肴。将小香干剁碎或切成细小的丁形状，制作为香干马兰头、香干万年青等菜肴，营养均衡又好看，如果再添加一丁点的胡萝卜或是枸杞子更是美不胜收。

（2）香干片菜肴。将小香干切成薄片，与相应的食材烹制成香干炒甜椒（还可加点枸杞子）、香干炒蘑菇（还可加点胡萝卜）等菜肴，色泽好看又营养美味。

（3）香干丝菜肴。将小香干切成细薄的香干丝，可与相应的食材烹制成多种多样的、色香味美的、营养均衡的、自然提鲜的营养美肴。

3. 田螺肉：每 100g 的螺肉中含有 1030mg 的钙，如果在 9~11 岁学生午餐的菜肴中，使用 5~20g 的田螺肉，就能达到标准需求的

14.7%~58.9%。这 5~20g 田螺肉如何制作成菜肴呢？

（1）炒制菜肴。如韭菜炒田螺，可以韭菜、田螺肉为主料，冬笋、黄花菜、鲜红椒为辅料，葱、姜、蒜为佐料。该菜肴不仅含钙丰富，还含有丰富的维生素 C 和胡萝卜素、维生素 B$_2$ 等营养素，又具有自然浓郁的香鲜美味。

（2）烹制汤菜。炖熟至酥软后，切成薄片，可与香菜、小芹菜、菠菜、秋葵、枸杞子、豆芽菜、袖珍菇、海鲜菇、豆腐衣、榨菜、粉丝、肉丝等相应的食材，烹调成相应的营养美味汤菜。

（3）掺入肉馅料。将新鲜田螺肉去腥去杂后，与相应比例数量的肉在绞肉机绞成肉糜，加适量的葱姜等用劲顺时搅匀，制作成诸如油面筋塞肉、油豆腐塞肉、片腐（千张）包圆等菜肴，既营养美味又有助于消化。

注：田螺肉干的处理方法，先将田螺肉干用冷水浸泡 24 小时以上（中途用水漂洗几次），然后洗净用白酒、白醋等捏腌去腥。然后，加适量水和葱、姜、料酒进行间断性加热和焖制，即可达到酥软鲜美口感。

二、含维生素 A 丰富食物与烹调方法技巧

1. 动物肝：即猪肝、鸡肝、鸭肝等，如 100g 猪肝中含有 4792μg 的维生素 A。如果在 9~11 岁学生营养餐中，使用 3g 猪肝就能达到学生营养午餐标准的 53.37%；使用 10g 猪肝，就能达到学生全天营养餐标准的 66.55%；使用 33g 猪肝就能达到学生一周营养餐标准的 50.48%。这 3~33g 猪肝如何制作菜肴呢？

（1）如果使用 3g 左右的猪肝，可以煮熟剁碎后掺入肉馅料中，制作成油面筋塞肉、油豆腐塞肉、片腐（千张）包圆等菜肴，是一种美味又富有营养特色。

（2）如果使用 10g 左右的猪肝，可以煮熟后切成细薄的丝或片，与相应比例的粉丝、菠菜、榨菜、枸杞子、金针菇、鸡丝、甜椒等食材，烹制成相应的营养美味汤菜。

（3）如果使用 30g 左右的猪肝，可采用家常猪肝菜肴的做法，如青蒜炒猪肝、黄瓜炒猪肝、小米椒炒猪肝、秋葵炒猪肝等菜肴，或者做个小炒鸡杂（可由鸡肝、鸡肫、鸡心与青蒜、小米椒、秋葵、菜梗、红椒等食材等做成）。

2. 胡萝卜：在每 100g 胡萝卜（红）中含有 688μg 的维生素 A 原。如果在 9~11 岁学生午餐的菜肴中，使用 10~20g 的胡萝卜，就达到本标准的 26.46~52.92%。这 10~20g 胡萝卜如何制作菜肴呢？

（1）如果使用 10g 左右的胡萝卜，作为菜肴的着色或点缀用。如将胡萝卜蒸熟压碎成泥状，掺入肉糜或鱼糜中，烹制为胡萝卜肉贡丸、胡萝卜鱼丸等，或制作肉末蒸蛋，既色泽新颖好看又营养优势互补。或是把胡萝卜切成细薄的丝、丁、片等，着色于相应的汤菜中，也同样起到营养又品位的效果。

（2）如果使用 15g 左右的胡萝卜，作为菜肴的衬料用。如设计与编制一些有荤有素的菜肴，需要增加一点红色衬托时，用 15g 左右的胡萝卜切成与其相匹配的形块，从而既提高了菜肴的色香形美，又营养更为均衡齐全。如芹菜炒肉丝，在以芹菜、肉丝等为主要食材时，添加一点胡萝卜起到相得益彰的效果。

（3）如果使用 20g 左右的胡萝卜，作为菜肴的配料用。如设计与编制一些有荤有素的菜肴，并使食材配料数量相当并能起富有特色自然美味，又能增进营养优势互补和营养吸收的菜肴。如胡萝卜炖（或烧）小排（加些点缀料如香菇、黑木耳等菇类），使营养与美味相得益彰的完美结合。

3. 枸杞子：在每 100g 枸杞子中含有 1625μg 的 β- 胡萝卜素（维生素 A 原）。如果在 9~11 岁学生午餐的菜肴中，使用 2~8g 的枸杞子，就达到本标准的 12.50~50.30%。对于这 2~8g 枸杞子如何制作菜肴呢？

（1）如果使用 2 克左右的枸杞子，作为菜肴点缀用料。即把枸杞子用温水泡软，用清水漂洗干净后，在烹制加工菜肴或汤菜中、后环节阶段，放入枸杞子翻炒均匀起锅即可。用枸杞子点缀汤菜，可以通过提升视角效果以增进食欲兴趣。

（2）如果使用 3g 左右的枸杞子，作为菜肴着色或点缀用料。将枸杞子用粉碎机粉碎后，掺入肉糜或鱼肉糜中，加入相应的调料后用劲顺时搅拌均，然而做成肉贡丸或鱼贡丸。这样的创意不仅仅富有特色和营养美味，又有利于维生素 A 原的消化吸收。

（3）如果使用 5g 左右的枸杞子，作为菜肴食材之一。将枸杞子用粉碎机粉碎后,掺入肉糜馅料中,做成相应的油面筋塞肉、油豆腐塞肉、片腐(千张)包圆等菜肴,以补缺了食谱中其他食材中维生素A原不足,又产生了另一种美不胜收的营养美味。

三、含维生素 B_2 丰富食物与烹调方法技巧

1. **小黄米:**在每 100g 的小黄米中含有 1.10mg 的维生素 B_2。如果在 9~11 岁学生午餐的菜肴中,使用 10~22g 的小黄米,就达到占本学生午餐营养标准的 23.40~51.06%。对于这 10~22 克小黄米如何制作菜肴呢?

(1)如果使用 10g 左右的小黄米,可以作为制做汤菜的一种食材,如烹调小黄米排骨汤,其中添加适量的菠菜、裙带菜或是其他一些较深色的菌菇,从而不仅使营养均衡齐全,更在于富有创意中凸显了营养美味的菜肴品位。

(2)如果使用 15g 左右的小黄米,可以作为食谱中的一种食材创设新菜肴。如烹调一道小黄米蒸排骨(加一点胡萝卜点缀),既富有营养特点又富有天然的美食风味特点。具体做法:小黄米浸泡两小时左右控干,排骨用开水焯后加入盐,糖,生抽,姜等腌制 1 小时左右。然后把腌制好的排骨调入适量植物油和淀粉等,间夹几块胡萝卜片(或条)放匀,再铺上小黄米。最后把腌制排骨剩下的水淋在表面,用冷水下锅蒸 1 小时左右,起锅前撒点葱花即可。

(3)如果使用 22g 左右的小黄米,可以制作为小黄米粥、小黄米糕、小黄米饼等。只要配以有关提升色香味形的食材,既使这些粥糕饼营养优势互补凸显,又使富有特色的自然美味的品位大大提升。

2. **黄鳝:**在每 100 克的黄鳝中含有 0.98mg 的维生素 B_2。如果在 9~11 岁学生午餐的菜肴中,使用 10~25g 的黄鳝,就达到占本学生午餐营养标准的 21.28~51.07%。对于这 10~25g 黄鳝如何制作菜肴呢?

(1)如果使用 10 克左右的黄鳝,可以与各有关食材通过合理搭配提升自然提鲜,成为一道富有创意的美味汤菜。如鳝丝与洋葱的、胡萝卜、韭菜搭配,成为一道美味的清香鳝丝汤。

(2)如果使用 15g 左右的黄鳝,可以在小荤菜(即半荤半素方面的菜肴)中,作为一个点缀食材以增加鲜美风味,又起到营养优势互补。

如由黄鳝与肉丝、芹菜(还可加点红椒)组成的芹菜炒三丝,营养素丰富又色香味形美俱佳。

(3)如果使用25g左右的黄鳝,可以作为可以在小荤菜中,作为其中的一种主要食材,配以与其相适应的各种动植类食材,成为一道家常营养又风味菜肴。如鳝丝与虾仁、甜椒等食材搭配烹调一道烂糊鳝丝,营养美味又富含优质蛋白。

3. **大红菇:** 在每100g的大红菇中含有6.90mg的维生素B_2。如果在9~11岁学生午餐的菜肴中,使用3~6g的大红菇,就达到占本学生午餐营养标准的44.68~87.23%。对于这3~6g大红菇如何制作菜肴呢?

(1)红菇什锦汤:将大红菇与土豆、白菜、山药、西兰花、肉丝等相应的食材,烹调成色泽可观、酸甜可口的红菇什锦汤,营养与美味相得益彰。

(2)红菇杂菌汤:将大红菇与平菇、草菇、金针菇、袖珍菇、裙带丝以及肉丝、香菜等食材,通过合理的种类和数量的搭配,既使各种营养素达到互为补缺,又大大提升菌菇的品位和鲜味。

(3)红菇炖鸡块:将大红菇与相应的鸡肉(带骨)、山药、西兰花等食材,制作成红菇炖鸡块,不仅营养优势互补呈现明显,又为色香味形俱佳彰显。

6. 至关重要的考生午餐营养

对于考生如何吃好一日三餐,大家普遍看法或基本要求就是前面所说的"早餐吃好、午餐吃饱、晚餐吃少"。《中国居民膳食指南(2016)》关于一日三餐的基本要求是早餐占30%、午餐占40%、晚餐占30%。

由此可见午餐的重要性,午餐重在起着承上启下的作用。**午餐对于考生来说,不仅承担着每天上下午大脑高效运转所需的营养供给,还要满足他们青春发育的特殊营养需求,其重要性更是不言而喻。**并且,这一顿事关多重意义的午餐,大多数考生是在学校里吃的。为此,我国学生营养午餐奠基人于若木教授,曾呼吁全国各地的"父母官",在发展食品工业时应权衡轻重缓急,当发展学生营养餐与其他食品工业两者不能兼顾时,宁舍鱼而取熊掌。

在学校中对考生实施营养午餐,至少具有以下 8 大好处。

(1)纠正考生挑食、偏食、厌食等不良饮食习惯。当今社会生活中,考生中的挑食、偏食、厌食、恐食、狂食、节食等各种问题越来越多,成为发生营养缺乏或过剩症的一个重要因素。通过在家尤其是在学校实施营养午餐,可使考生在接受饮食营养科学知识的同时,逐步觉醒到自己曾经认为"荣耀"的挑食、偏食、厌食等饮食行为,其实对自己健康与青春发育百害无一利。

(2)弥补了早餐食物营养缺失部分。考生如果在家、在校吃营养午餐,在营养师编制和设计每天的营养午餐食谱时,就会注意每天早餐中可能缺失的食物营养,在午餐食谱设计与制作中会加以考虑弥补。

(3)确保整个下午学习、活动对营养的需求。在考生营养午餐食谱设计中,会使能量、蛋白质、脂肪等每一种营养素的供给量占到全天生理需要量的 35%~40%,能够满足机体整个下午生理活动、课堂学习、体育锻炼的正常发挥。

(4)明显提高了考生的课堂学习效率。如果考生在学校午餐中,能够获得与其生理需求和学习活动相适应的足够能量和各种营养素,就能提高一天的课堂学习效率,这是一个相当客观的事实。并且,营养师在设计与编制午餐营养食谱时,还会注重有助于考生增强大脑活力的食物营养补缺。

(5)更好地增进青春健康和提高大脑效率。如果在营养午餐中能量和蛋白质、钙等每一种营养素供给量,都能满足该年龄阶段考生特殊营养需求,必将更好地增进他们的青春健康和提高课堂学习效率。有研究表明,如学校营养午餐能使铁、锌和维生素 C 等微量营养素的供给量满足考生的基本要求,一般他们的智商(IQ)水平要比其他考生高出 3~5 分。

(6)可以有效预防考生肥胖与诸多营养过剩症。肥胖虽然与遗传、内分泌、饮食等多种因素有关,但当今考生中的肥胖绝大多数是由于长期摄取高能量、高蛋白、高脂肪的膳食结构所导致。如果考生在家和学校吃上与其生理需求均等的营养午餐,就不会导致肥胖。如果没有肥胖,也就不可能在体内到处堆积脂肪,与其相关的高血压、高血糖、高血脂等诸多代谢综合征也就不复存在。

(7)能有效预防考生贫血等诸多营养缺乏症。在考生中尤其是女生中最易发生的缺铁性贫血,往往是由于日常膳食中缺乏铁以及促进铁吸收的维生素 C 的摄入量不足导致的。而在营养午餐食谱中,铁、维生素 C 的供给量均能达到生理需要的基本标准量,也就不会发生缺铁性贫血。如果考生的午餐营养均衡齐全,也就不易发生贫血、夜盲症、坏血病、骨密度低下等诸多营养缺乏症。

(8)可以在共进午餐中增进师生交流。在我国推广的学生营养午餐中,要求学生与老师吃同样的饭菜,在同一餐厅环境中用餐,可以为师生搭建一个近距离接触的情感交流平台。在这样一个与学习无关的环境中,不论是学生还是老师,对在其他时间或环境中不能交流的话题,可以在师生共进午餐中不用拘束地交流或争论,可以萌发学习灵感。同时,使师生之间不仅缩短了情感距离,还会产生一些师生互动的课堂效应。

7. 如何设计考生的午餐营养食谱

考生午餐营养食谱的设计,是以合理营养和平衡膳食为基本原则,根据考生青春健康和大脑高效劳动的特殊营养需求,同时考虑考生青春期的消化吸收和兴趣口味特点设计。具体在设计与编制食谱时应做到以下几点。

(1)午餐中能量和各种营养素的设计量,应占全天供给量的 35% 左右,其中对早餐中可能摄入不足的营养素,在午餐中可分别增加 5%~10%,以弥补早餐或补缺晚餐中可能的已知某种营养素不足。

(2)在午餐的食物营养供给中,处于中考或高考阶段的考生,对于富含优质蛋白、"好"脂肪、锌、铁、维生素 A 等与生理需求紧密相关营养素的食物,也不能过多的供给,达到供给量的 35% 左右即可。

(3)在考生营养午餐食谱中,碳水化合物供给量可偏多一点,以占总能量 60%~65% 为宜。碳水化合物的食物来源,以易于消化吸收的米饭、面食为主。而不建议供给全谷类或是粗杂粮类食物,以免影响食物消化。

(4)在考生营养午餐食谱中,蛋白质供给量可偏少一点,以占总能量 10%~12% 为宜。也就是说即使是富含优质蛋白的鱼、肉、蛋、奶,也不能供给太多而影响下午的学习或考试,以基本确保考生营养需求即可。

(5)在考生营养午餐食谱中,脂肪供给量可偏少一点,以占总能量 20%~25% 为宜。要注重"好"脂肪的供给,如鱼、虾类尤其是深海鱼类。避免供给重油腻的五花肉、肋条肉等饱和脂肪酸含量高的动物性食物。

(6)供给考生营养午餐的食物种类力求多样化,以使所摄入的已知或未知的各种营养素,较为种类齐全、均匀全面的满足考生的基本生理需求。

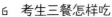
建议考生每天营养午餐食谱中的食物种属在 5 种以上，食物种类应在 10 种以上（不包括葱、姜、蒜等调味料）。

8. 考生午餐营养的基本框架

考生每天的午餐，一般都是在学校里吃的。如果学校声称是营养午餐，就得考虑考生对午餐营养的基本要求和对午餐美味的需求特点，供餐框架包括以下几个方面。

（1）食材组成。在考生的营养午餐食谱中，使用的食物种属应在 6 类以上（如谷类、豆制品、蔬菜类、水果类、菌藻类、畜肉类、禽蛋类、鱼虾贝类等），食材种类应在 10 种以上。因而，即使是使用动物性食物，应有诸如肉类、鱼类等 2 种以上；即便使用蔬菜类，至少其中 50% 左右是深色的蔬菜。

（2）菜肴组合。根据食材组成基本原则和要求，以色、香、味、形为前提，以各种食材的营养优势互补为基础，可以制作"1 主食 +3 菜 1 汤""1 主食 +3 菜 1 汤 1 果""1 主食 +3 菜 1 奶 1 果"，甚至于更多的菜肴组合，达到更好地适量多样、均衡营养、自然美味。

（3）供餐模式。根据菜肴组合的基本内容和要求，结合学校食堂实际情况、考生的需求以及提升发展的可能性，可以选择多种菜肴的套餐制或者自助餐制的供餐模式。如果学校实施的是自助餐模式，应当采取对接营养餐基本原则的供餐管理方法，有限制性自助餐模式供应，如考生面对丰富多样、花式品种的主食和菜肴，限制每个考生允许自选其中一个荤菜、一个半荤菜（或称小荤菜）、一个蔬菜、一个汤菜、一个（或种）水果。同时，学校实施营养引导性自助餐，即由营养配餐师对食物营养进行分析评价，将最佳组合的套餐公示在学校餐厅或提前发布在相关的橱窗、网站、微信公众号等，以引导考生在自助餐时选择最佳组合的套餐。

（4）烹饪方法。就是要求对考生每天供应的营养套餐或是自助餐，每个菜肴采用不同的烹饪烹调方法，如供应的一份营养套餐是由 3 菜 1 汤组成的，其中一个是蒸菜、一个是炖菜、一个是炒菜、一个是煲菜等。如果是自助餐，也得引导考生选择不同烹饪方法的菜肴，组成各自的营养套餐。

（5）成品特征。就是要求每天供应考生的营养套餐，在确保食物多样、营养均衡、自然美味的前提下，对套餐或自助餐中每个菜肴成品的色泽、形状、香溢以及恰到好处的成熟度等提出要求，达到色、香、味、形、质俱佳的成品特征，增进或提高考生用眼睛、鼻子、嘴巴、胃肠吃饭的综合效果。

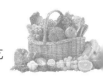

专家解读

考生营养午餐套餐举例

该营养套餐为"1 主 +3 菜 1 汤 1 果"组合,具体如下:

枣香豆饭:粳米 145g,小红枣 10g,白扁豆 10g;

翡翠鱼圆:草鱼 55g,油菜 30g,黑木耳(干)2g;

杏菇小炒:杏鲍菇 45g,肉片 30g,春笋 25g,甜椒 30g;

香干三丝:芹菜 70g,香干 40g,胡萝卜 20g;

牛肉线粉汤:牛肉 10g,粉丝 5g,榨菜 5g,青蒜 1g;

水果一份:苹果 1 个(约 60g)。

该套餐的营养美食特点是,主食枣香豆饭香甜可口又营养丰富;菜肴翡翠鱼圆色泽相缀,滋润味美又有助食物消化与营养吸收;杏鲍菇小炒搭配恰到好处,彰显自然提鲜又富含丰富的维生素、矿物质等各种微量营养素;香干三丝色彩相得益彰,嚼感清香味美又显现营养互补。

该食谱色香味形俱佳,能量和各种营养素供给相当均衡齐全,符合考生营养需求及其兴趣口味基本特点。

该套餐的成品特征,翡翠鱼圆大小匀称,色似白玉,嫩似豆腐;杏鲍菇小炒清香爽脆,肉质鲜嫩;香干三丝,丝丝分明,芹香四溢。

9. 考生午餐营养的烹制要点

（1）主食蒸煮基本要求。如果考生在学校吃的是营养午餐,最好在每天主食中都搭配相应的粗杂粮或薯类。一般在米饭中添加 5%~20% 粗杂粮(如燕麦、荞麦、高粱等),或者添加 20%~30% 的薯类等。然而,不同的粗杂粮、薯类、豆类等往往都有着其各自的性状和煮熟要求。因而在每次蒸煮主食时,要根据不同的添加食材性状特征,采用事先制熟或在煮饭某个环节中加入,从而使色泽、口味、消化等多方面达到良好的主食品位效应。

（2）菜肴烹调基本要求。在加工制作每个营养食谱时宜采用炒(旺火快炒)、煮、蒸、炖、烩、焖等烹调方法,其他如炸、煎、腌、烤等烹调方法不宜经常使用,以免由于烹调过程中温度太高或时间过长,致使产生相应的有毒有

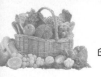

害物质。为防止烹调中食物营养素流失或遭受烹调破坏,可根据不同食物的含水量高低和食物性状不同,采取相应的淀粉勾芡、调味涂抹、食醋调味等措施加以防范。

（3）加热的火候、温度与时间。对于块状大小、软硬程度、含水量多少等不同的食物,必须采用相应的加热温度和加热时间,才能使食物成熟程度恰到好处,既营养又保持最好的口感。因而,建议将已有经验与所学知识相结合,善于思考与实践,不断总结与提炼出新的烹调方法和技术,以使每一个营养美食菜肴都是"拿手菜"。

（4）理想成熟程度的标准。

①安全:通过烹调使食物中可能含有的有害微生物、寄生虫等被杀灭,也不至于因为烹调而产生相应的化学性有害有毒物质,尤其是防范某些致癌物质的产生。

②口味:食物的口味及品质基本符合考生的食欲兴趣特点。

③营养:食物中营养素没有因为烹调方法不当而遭到破坏或损失。

④消化:符合考生不同体征的消化吸收特点。

⑤美食:在确保营养前提下,拥有与其考生午餐要求相符合的色、香、味、形特征。

（5）食材受热的均匀性。烹调食材过程中受热程度的均匀性,是衡量和反映菜肴安全、口味、营养的一个极其重要指标。诸如有的学校食堂的四季豆食物中毒,就是由于炒四季豆受热温度不均匀导致的。这是由于烹调四季豆时没有勤翻快炒,使有的四季豆受热温度不到70℃,从而引起四季豆食物中毒。四季豆中所含的"皂素"和"植物凝血素"等有害物质,一般通过加热70℃以上就可将其灭活。

食物受热均匀与否对营养、口味的影响极大,如受热未达到成熟程度,蔬菜类细胞结构仍旧紧密,荤菜类的蛋白质凝固不完全导致不易消化吸收。如受热成熟过度,蔬菜类营养素含量一落千丈,蛋白质变硬、缩小而不易被消化酶酶解。

因而,不论采用哪一种烹调方法都要注意两点:一是不断搅拌或是勤翻快炒;二是尽可能使锅底的火苗分布均匀一些。

（6）汤菜的基本要求。在汤汁中的呈鲜物质,主要是由蛋白质类（如包括谷氨酸、甘氨酸、精氨酸）、核酸类、有机酸类等呈现的。因此,在制作符合营养美食基本要求的汤菜时,应注意以下几点基本要求:

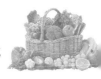

①清淡：少油、少盐，少放或不放味精；

②细软：对于有些较硬的食物要进行细薄或软化处理；

③均匀：汤中食物的悬浮内容物分布均衡；

④色泽：保持片丝或形块应有的色泽；

⑤自然：自然美味，即不放味精、鸡精等食品添加剂。

10. 不可忽视的考生晚餐营养

近年来不少研究表明，晚餐营养过剩与肥胖以及高血压、高血脂、高血糖等诸多代谢综合征有密切关系，甚至与胃肠癌、乳腺癌等不少癌症也有一定的因果关系。然而，从营养的核心是均衡及其生理营养需求角度分析，以上这些说法尽管都有一定的科学依据，但不能对所有各类人群一概而论。其中，对于处在青春发育这一特殊时期的考生来说，重视晚餐的均衡营养更有利于青春期生长发育和智力发展的需要。这是因为尚处于体格发育和青春发育的考生，生长激素分泌量最多的时间是晚上，特别是在熟睡时，生长激素以脉冲式释放，并且释放数量是白天的 2 倍以上。

作者曾经进行的一项调查研究发现，在每日三餐中，经常以晚餐膳食营养较好的 12 岁男生身高平均为 140.4cm，以午餐膳食营养较好的 12 岁男生身高平均为 138.5cm，两者具有显著性差异。由此可见，晚餐营养对正处于青春期生长发育和高效脑力劳动的考生来说也很重要。

有的专家认为，考生的晚餐吃好一点饱一点，将会影响肠胃消化和睡眠等。而事实上，一般初中生和高中生晚餐后至睡觉的间隔时间大多在三个小时以上，正常情况下从食物入胃后五分钟就开始了消化运动，直至逐渐排空。饭后 2~3 小时的能量代谢已达最大值（安静状态下）。由此可见，如果考生的晚餐营养不能够满足青春期生长发育和脑力劳动的需求量，就会产生饥饿感而影响睡眠质量。

因此，晚餐营养是考生青春健康和大脑给力高效的"特供军用品"，理应引起考生和家长的足够重视，能量和各种营养素供给量应占全天总量的35% 左右。为补缺可能的晚餐营养不足，建议在考生睡前一小时，适当摄入一些富含优质蛋白、多不饱和脂肪酸，以及钙、铁、锌和维生素 C 和 B 族维生素的食物，如蛋类、鱼类、奶类、坚果类、鲜果和干果类等。

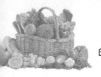

11. 如何设计考生的晚餐营养食谱

考生晚餐营养食谱的设计,同样应以合理营养和平衡膳食为指导,同时还应考虑到考生的青春期生长发育和大脑给力高效劳动的特殊营养需求,根据考生不同的消化吸收生理特点和兴趣口味特点设计。具体在设计与编制食谱时应做到以下几点。

(1)晚餐中能量和各种营养素的设计量,应占全天供给量的 35% 左右,其中对在早、午餐中可能摄入不足的营养素,在晚餐中可分别增加 5%~10%,以确保考生全天营养需求量的基本平衡。

(2)在晚餐的食物营养供给中,不论处于中考或高考阶段的考生,与考生午餐相比,蛋白质供给量应偏多一点,宜占供能比的 13%~15%。脂肪供给量也应偏多一点,宜占供能比的 25%~30%。而碳水化合物供给量应偏少一点,宜占供能比的 50%~55%。与此同时,应注重确保锌、铁、维生素 A 等微量营养素的供给量,以确保考生的青春健康和睿智的脑力劳动。

(3)在考生的晚餐营养食谱中,对于鱼、肉、蛋、奶和豆制品类等属于优质蛋白的食物供给量应占 50% 左右。尤其是对于蛋白质含量高并且氨基酸种类均衡齐全、肌纤维短又细嫩易消化食物,更应注重在晚餐中相应增加供给量,如鱼类、蛋类、奶类等。

(4)在考生的晚餐营养食谱中,应注重摄入"好"的脂肪,即富含不饱和脂肪酸和多不饱和脂肪的食物,可使考生提高大脑运转效率和改善大脑记忆力。如水产类食物尤其是深海鱼一类,还有核桃、开心果、杏仁等坚果。

(5)供给考生晚餐的食物种类应多样化,以使所摄入的已知或未知各种营养素,更为种类齐全、均匀全面得满足考生生理需求。因而,对于考生晚餐营养食谱,建议食物种属在 6 种以上,食物种类应在 15 种以上。

(6)在考生的晚餐营养食谱中,可以设计一些稀少(或特色)又富含优质蛋白和"好"的脂肪的菜肴,如各种贝壳类海水产品既为优质蛋白佳品,又富含多不饱和脂肪酸,还可以特有的自然鲜美味道,来不断激发或提高考生的食欲。

另外,在选择不同食物种类为原料时,应当注重营养与美食效果的有机结合和互为补充,以使不同食材原料的应有色泽调动起考生更好的食欲兴趣。在供应各种植物性食物时,宜选择相对鲜嫩一些的瓜果蔬菜等,以免食物中过多膳食纤维以及植酸、草酸,或是不当的烹饪方法影响考生对食物中钙、锌等矿物质的吸收利用。

12. 考生晚餐营养的基本框架

考生晚餐营养食谱的基本框架，可以用这样一句顺口溜来概括：即**"叶菜根果量足够，有鱼有肉又有豆，杂粮薯类都要有，一杯纯奶进入口"**。在这个框架中，对各种食材的选择与搭配基本要求如下。

（1）叶菜根果量足够。就是要求每天晚餐提供各种各样瓜果蔬菜的数量，如按色泽要求最好为绿、黄、红、黑、白等各种颜色；如按质地要求最好为叶菜、根菜、菌藻、瓜菜、果类等，各种瓜果蔬菜都要达到中餐的数量。

（2）有鱼有肉又有豆。就是要求注重给考生提供优质蛋白，如供给鱼类、蛋类、瘦肉等，同时还应供给适量的豆制品，从而可使动物性蛋白和植物性蛋白的优势互补，更有利于考生的青春期生长发育和大脑智能的营养需求。

（3）杂粮薯类都要有。就是要求在每天晚餐的主食中，不仅仅是米饭或面食，还应当吃些粗粮、薯类、杂豆以及坚果等，可以在主食中补充一定量的钙、铁、锌、赖氨酸、B族维生素、β-胡萝卜素等营养素。如在晚餐时给考生安排红薯米饭、燕麦米饭、二米饭等都能补缺相应的营养素。

诠释以上"叶菜根果量足够，有鱼有肉又有豆，杂粮薯类都要有，一杯牛奶进入口"这个顺口溜，给考生晚餐提供的"三菜一汤一果一奶"，可基本上使食物种类齐全和营养均衡合理。举例如下：

①一份主食：如二米红枣饭（可由粳米、小米、红枣等食材组成）；

②一个素菜：清炒素什锦（可由山药、胡萝卜、黑木耳、西芹等食材组成）；

③一个半荤菜：如荠菜包圆（可由片腐、荠菜、猪肉、虾仁等食材组成）；

④一个荤菜：如清蒸带鱼（可由带鱼以及葱、姜、红椒等食材组成）；

⑤一个汤菜：贝肉豆腐汤（可由豆腐、贝类、榨菜、香菜等食材组成）；

⑥一份水果：可由苹果、香蕉、葡萄等水果组成（食部总量不超过100g）。

（4）一杯牛奶进入口：可供给250ml左右的牛奶（每100ml中蛋白质≥2.9%）。除供给牛奶，也可供给诸如五谷豆浆、燕麦核桃浆、燕麦榛子浆等富有特色、营养又美味的饮料。

由以上各种食材组成的营养套餐，食物种类达到15种以上，各种食物之间的营养优缺点可以互为补缺，从而使能量和各种营养素的供给量更为全面、均衡、合理。

13. 考生晚餐营养的烹制要点

考生的晚餐营养状况,很大程度上关系到考生的青春期生长发育和大脑工作效能。各个家庭一般在晚上都有较为宽松的时间,能够精心制作考生的晚餐。精心制作的基本原则,既要适应于考生的消化吸收特点,又要适应于考生口味兴趣特点,还有注重自然提鲜营养美味的综合品位。具体要求如下:

(1)食材搭配合理。就是要求不同食物材质相互搭配的菜肴起到 3 个作用,一是起到营养素互为补缺作用;二是更有利于食物消化吸收;三是色泽更为相得益彰。如在夏天做个苦瓜炒鸡蛋,苦瓜中的维生素 C 含量为瓜类之最,补充了鸡蛋中维生素 C 的先天不足,同时苦瓜是消暑宜人的君子菜。又如在冬天做一个胡萝卜烧羊肉,使胡萝卜中所含的 β- 胡萝卜素,在脂肪含量较高的羊肉中得以更好地被机体吸收。

(2)菜肴制作要精巧。即在保持食物原本自然风味前提下,通过变换食物形状或其性质等,使食物提高本身应有品位并保留或提高营养成分的做法。常用方法有刀功变换法、粗细变换法、老嫩变换法、软硬变换法等。如有的考生不愿意吃肥肉、虾皮、动物肝脏等,可将这些食物去腥煸香后进行剁碎成末或超细磨后,撮掺到菜的馅料或者是汤菜中,可调制出让考生喜出望外的美味。

(3)合理选择烹调方法。就是要求所选用的烹调方法,能够突出食物的原本品位和自然美味,营养素不受或少受损失,并使食物在烹调过程中不至于产生某种有毒有害物质。因此,最好选择快炒、蒸、煮、烩、炖的烹调方法,切勿用炸、爆、烤、熏等可能产生相应有毒有害物质的烹调方法。即使考生难免想过把瘾的要吃一次油炸鸡腿,也应尽量注意使油炸的温度低一点,油炸的时间短一些。

(4)选用天然调味品。由于不少调味品在增进色、香、味的同时,减弱了菜肴中食材的原本自然风味,还会产生相应的有毒有害物质甚至有可能是致癌物质。因此,对于味精、鸡精、白砂糖等都要限量使用,以衬托菜肴食材的原本风味即可。对于酱油、醋、黄酒等一般以选择酿造的制品为主,禁用糖精、劣质配制的酱油和醋等。

(5)注重清淡口味。就是要求烹调考生的晚餐菜肴时,烹调油和食用盐的用量,与烹调考生午餐菜肴相比更少一点。另外,在烹调菜肴着色时建议使用生抽酱油,既不至于掩盖食材基本色泽,又与其食材原味相得益彰。

 考生营养餐基本特征

● **一个关键,二个特点,三个要点**

一个关键

每天食谱中各种营养素供给量符合考生青春健康和益智健脑的生理需要量。

两个特点

一是加工制作符合考生该年龄阶段的消化吸收特点;

二是烹饪烹调符合考生该年龄阶段的口味兴趣特点。

三个要点

一是要在清洗切配和烹饪过程中注重食材营养素保护;

二是要采用不至于产生相应有毒有害物质的烹饪烹调技法;

三是要选用葱、姜、蒜等天然香味、鲜味来提升菜肴的自然美味。

● **考生营养餐的宗旨目的**

1. 提高考生用"眼睛吃饭"的效果——色泽好看;

2. 提高考生用"鼻子吃饭"的效果——气味好香;

3. 提高考生用"嘴巴吃饭"的效果——味道真好;

4. 提高考生用"胃肠吃饭"的效果——食物消化与营养吸收;

5. 提高考生用"身体吃饭"的效果——有助考生健康发育和大脑给力。

 专家箴言

营养是健康的根基,智慧的源泉。我国有关教育质量大数据监测提示,吃早餐尤其是吃上营养合理的早餐,对学生学习的积极影响远远超出学生在学习方式、学习动力、自信心、参加校外补课、家长教育水平和家庭收入等方面的优势。

——浙江大学公共卫生学院　华金中教授

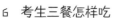

专家解读

考生可以吃一点的零食

温馨提示

如果考生在每天的一日三餐中，未能获得满足大脑工作效能的某些营养素摄入，可选择相应的健康零食加以补缺。根据《中国儿童青少年零食消费指南》，结合考生健康发育和大脑生理需求特点，建议以下零食可以适当吃一点：

◆ 谷薯类：如核桃糕、枣泥包、五仁糕点（松子、西瓜子等）、烤红薯等；

◆ 豆奶类：如豆浆、豆腐花、五谷豆浆类，鲜牛奶、酸奶等；

◆ 坚果类：如花生、核桃、葵花籽、杏仁（巴旦木）、扁桃仁、黑芝麻等；

◆ 干果类：桂圆、荔枝、红枣、葡萄干、蓝莓干、桑葚干等；

◆ 鲜果类：如苹果、橙子、梨、香蕉、猕猴桃、紫葡萄、石榴、桑葚、蓝莓等；

◆ 鱼肉类：水煮蛋、水煮虾、淡鱼片、牛肉干等。

> 用安全新鲜又当季的天然食材,采用家常又创新的加工烹制技巧,在每一个厨艺环节注重食材营养素保护,巧用葱、姜、蒜以及各种香鲜食材调味,从而做出色、香、味、形俱佳的清淡美肴,那是再好不过的考生营养菜了。
>
> ——中国农业大学食品学院 范志红教授

考生菜肴怎样做

1. 菜肴食材选购的基本要求

选购卫生、新鲜的食材,既是确保食品安全的重要前提,又是保持食物原来营养含量完整的重要前提,又是使菜肴达到应有自然美味的重要基础。为此,家长在选购各种食品时,要关注以下选购要点。

(1)如何选购蔬菜

①一看:即不买颜色、形状异常的。蔬菜不是着色越浓艳越好,以防植物激素、催熟剂等。

②二闻:短时间内喷洒过农药就急于上市的蔬菜,一般有农药的特殊气味即大蒜臭味,尤其是受有机磷农药污染的蔬菜气味更浓。

③三摸:即摸摸蔬菜和水果的表皮,太光滑的最好不买。

④四拣:豆角两头、荚丝,油菜根部,西红柿青部,土豆、红薯、柿子表皮要去掉。

(2)如何选购豆制品

①最好到有冷藏保鲜设备的正规副食商场或超级市场购买,这些地方的产品比较有质量保证。

②最好选购真空袋装的豆制品,但要注意选购真空抽得彻底的完整包装,还得注意生产日期、保质期限等。

③要少量购买,及时食用,以免出现卫生、营养问题而不能食用。

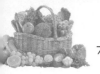

（3）如何选购鱼类

①要看新鲜度：即通过看鱼眼、鱼鳃、鱼鳞，摸鱼身、捏肌肉的方法判别新鲜度。如鱼眼亮、鱼眼鲜红、鱼鳞齐全、鱼身润滑、肌肉结实，则说明是新鲜度好的鱼。

②关注食品安全：通过看眼珠、形状，闻异味，判别有否受到重金属、激素、抗生素的污染。如眼珠混沌、形状奇形、有异味等都可能受到相应的污染。

③注重品牌产品：即注意选购相对有一定知名度的品牌。

（4）如何选购蛋类

①一摸：即用手摸一下，如手感较毛糙，又有相应的光泽，即说明是较为新鲜的鸡蛋；

②二试水：将鸡蛋放到水中，很快就下沉的为新鲜鸡蛋；

③三打开：将鸡蛋打开放到餐盆中，如蛋白塌开的面积很小则说明是新鲜的鸡蛋。蛋白塌开的面积越大，说明越不新鲜。

（5）如何选购肉类

最好是到大型的超市或者大型的农贸市场，并设有专门的冷冻柜台或者冷冻区域的肉店购买。但还要注意如下几点：

①一看：选购的时候，用眼仔细观察，新鲜的肉类有光泽，颜色不发暗不发黑，表面湿润，组织均匀，皮色光亮。太干的肉不新鲜，太湿的肉有可能是注水肉。

②二闻：仔细闻，新鲜的肉类没有异味。

③三摸：用手摸一摸，鲜香的肉类表面不发黏，也不发干，有很自然的水分。

④四按：用手按压肉类，新鲜的肉类有弹性，按压后立即回复原状。

⑤"两辨别"：一是辨别是否是"瘦肉精"肉，正常猪肉肥瘦肉的比例均衡，颜色成淡红色；二是辨别是活杀还是死宰，如活杀的刀口平整，表皮细腻均匀，富有弹性，肉质有光泽。

2. 选购包装食品的基本要求

到食品商店尤其是大型超市购买包装食品时，总想购买健康又称心如意的食品。但往往在面对琳琅满目、眼花缭乱的食品时，总是稀里糊涂的买错食品。为了买对食品，要擦亮眼睛注意"十看"：

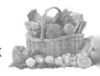

（1）看类别。就是要看包装食品标明的类别，是否符合国家许可的规范名称，以免企业"忽悠人"。如"乳制品"与"乳饮料"完全是两码事，乳制品是牛奶系列，蛋白质≥2.9%，而乳饮料是一般饮料，蛋白质含量只有1%左右。又如"果汁"与"果汁饮品"，果汁饮品一类有可能是"三精一素"调制出来的。

（2）看标志。在市场售卖的各种包装食品都有一个标志，没有它的食品就不能进入超市销售。一般来说，按其食品安全系数从高到低依次为"有机食品""绿色食品""无公害食品""原产地认证"等标志。当然，那些商家自封的标志不必在意，但产地说明还是值得看看的，因为如果产地生态环境好，周围没有污染源，产品的安全质量就会让人放心。产地污染大的地方，各种污染物质会从土壤、灌溉水中进入植物体内。

（3）看配料。食品的营养品质，本质上取决于它的原料及其比例。在查看配料表时要注意如下两点：一是看原料排序。按法规要求，用量最大的原料应当排在第一位，最少的原料应当排在最后一位。例如，某"五谷杂粮（黑芝麻味饼干）"配料表上写着"小麦粉、白砂糖、植物油、麦、奶粉、粟米、高粱、荞麦、燕麦、小米、奶油、鸡蛋、食盐、黑芝麻等"。显然，在这个食品中黑芝麻的含量比食盐还少，名不符实。二是看其中的食品添加剂。目前我国对食品添加剂的标注要求越来越严格，从2010年6月开始，企业必须明明白白地标注出所有的食品添加剂，而且要放在"食品添加剂"一词的后面。一般来说，食品添加剂含有的种类越少越好。

（4）看营养成分表。我国自2013年1月1日起，在市场出售的所有包装食品都标识了"营养成分表"。其中能量、蛋白质、脂肪、碳水化合物、钠等5种营养素是必须标出含量的，其他如多不饱和脂肪酸、维生素A、B族维生素、钙、铁、锌、硒等营养素是否在包装食品标出，不作强制要求。但有的包装食品中某些维生素或矿物质的含量确比其相关食品高，食品企业往往都会标出来。

在"营养成分表"右边的"NRV"是"营养素参考值"，表示所含的每种营养成分占每个成人一天需求的百分比。如在某食品包装上标出，每100g该食品中碳水化合物的NRV是21%，则说明如果吃了这100g食品，即提供了一天所需碳水化合物的21%。其他79%碳水化合物，得通过摄入其他粗细粮食、薯类、豆类等食物获得。

（5）看包装密封。包装食品的形式有袋装、盒装、罐装、瓶装等。然而，不论是哪一种形式包装食品,都要细看包装的严实性、密封性,检查是否穿漏或胀气。袋装食品也有多种形式的包装,如一般包装、真空抽气包装、真空充气包装。如是真空抽气包装食品,就得检查一下包装是否松软;如是真空充气包装食品,就得检查一下包装是否膨胀或塌扁。

（6）看状态。一些新鲜的速冻鱼、肉、虾、饺子或蔬菜等食品,往往都是透明或半透明的包装。质量好的包装食品通常质地均匀,每一块之间是松散的,包装内没有冰块和冰晶。如储存不当或将要过期的包装食品,往往会有水分的转移和大冰晶的形成,里面的食品可能发生粘连,食品间有较多的冰晶、冰块等。

（7）看重量。有些包装看起来便宜,但如果按照净含量来算,很可能会比其他同类产品昂贵。因而,在购买时要看包装食品的净重,而不要忽视包装盒、内衬材质、冰水量等的形状和重量因素。

（8）看生产日期和保质期。每个包装食品上都标有生产日期和保质期,保质期是指可以保证产品出厂时具备的应有品质。在保质期之内,应当选择距离生产日期最近的产品。如果生产日期较远,即使没有过期,但毕竟随着时间的延长,其中的营养成分或保健成分都会有不同程度的降低。

（9）看贮存。很多包装食品都标注有贮存条件,如在什么温度、湿度环境下,或是要求避光通风环境等,还有要求开启后即食或密封冷藏等。如果要求10℃以下贮存的,超市却放在一般的货架上销售,这包装食品的质量就可能有问题了。

（10）看条形码。在超市中销售的绝大多包装食品都是有条形码的,而现在的智能手机也大多有"查查看"或"扫一扫"的功能。在你决定买这个包装食品前,可以用手机"查查看",看看是否显示价格。如没有显示价格,则值得怀疑是不是假冒伪劣食品。

3. 食材清洗时的营养素保护

对于各种食品原材料,在烹饪之前大多需要先清洗,但清洗时要是方法不当就会使营养素流失。譬如,在淘米时不要用流水冲洗,更不要用力搓洗淘洗,并尽量减少淘洗次数。**一般淘洗米不超过三次,以减少矿物质和维生素尤其是水溶性维生素的流失。**

蔬菜在清洗时要注意先洗后切,而不要先切后洗。如果你购买的蔬菜在确定食品安全的前提下,最好用流水冲洗,不要在水中浸泡。洗切与烹调的间隔时间要短。因为蔬菜中的维生素 C 在切洗过程中,容易接触空气而被氧化破坏,漂洗也会使较多维生素 C 以及 B 族维生素流失。

烹调蔬菜时要菜与浓缩汤一起进食,做汤时要等水开后再将菜下锅。 焯菜要在水沸腾时放入,并尽快在沸水锅中捞出,以尽量缩短焯菜时间,焯完的菜不要过度地挤去菜中的水分。蔬菜应现做现吃,切忌反复加热。炒菜时不要过早放盐,否则使菜不仅不容易熟和发黄,还会出现较多的菜汁,使一些矿物质、维生素也会同时溶出在汤水中。

4. 食材切配时的营养素保护

科学切配,包括原料的合理切割和食物的科学搭配。蔬菜切好后要尽快烹制,以减少水溶性维生素特别是维生素 C 的氧化破坏。切各种食材时宜使用锋利的不锈钢或陶瓷刀,以使食材切口整齐好看,同时还可以减少食品细胞的破坏,并保证食品的自然美味不受损失。有些带皮食物,可以食用的尽量食用,如萝卜、胡萝卜、薯类等可洗净后带皮加工烹调。

在食物搭配方面应注意以下 3 点:

(1)注意含碱成分较多的原料可与含酸成分较多的原料合理搭配,以维持或适应机体酸碱平衡。常见碱性食物包括蔬菜类、瓜果类、菌藻类等除五谷杂粮外的植物性食物;常见酸性食物有猪肉、鸡肉、鱼类等除牛奶以外的动物性食物。还有一些食物因为吃起来酸,往往被错误地当成了酸性食物,如山楂、橘子、猕猴桃、西红柿、梅子、醋等,其实这些食物是典型的碱性食物。

(2)避免食物中所含各种成分之间不利的化学反应,以免影响矿物质的吸收,特别应注意的是各种物质间的沉淀反应。例如,在制作菠菜豆腐时,菠菜中的草酸能与豆腐中的钙生成草酸钙沉淀,妨碍人体对钙的吸收。如果将菠菜焯一下水,可去除菠菜中的草酸,也就不影响钙的吸收利用了。

(3)可利用各种有利的化学反应,生成可溶性盐以促进人体对矿物质的吸收。如乳酸与钙配合能促进对钙的吸收。又如含铁高的食物与肉类搭配,肉中半胱氨酸反应可增进铁的吸收利用。

5. 菜肴加工制作的基本要求

(1)基本原则与要求。营养食谱加工制作的基本原则,是应根据食材形块大小、软硬程度、色泽保护,以及与考生消化吸收特点相匹配等要求进

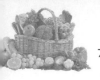

行恰到好处的烹调,并拥有相应的营养美食品位。对于一些营养素含量较高,但一般学生又不大喜欢吃的食物,可以通过一定的特殊加工制作方法,增进考生口味和提高食欲兴趣。

(2)主食类的制作基本要求。如在主食中添加一些粗杂粮、薯类、豆类等食材时,应制作成与其质量、性状相应的形块,以便在蒸煮主食时既达到良好的口感又有利于消化吸收。如燕麦米饭,可首先将燕麦浸泡蒸煮至九成熟,再与淘洗后的大米拌匀后蒸煮。

(3)肉类初加工的基本要求。在菜肴中选用动物性食物进行加工制作时,应根据各种肉类食品的基本性状进行加工制作。如制作猪大排,要根据肉的纹理、老嫩程度切成相应的厚度,并用刀背拍松,以使受热成熟均匀。又如制作肉丝、肉片等应根据肉的老嫩程度以及肉的纹理方向,切成与其烹调方法相对应的粗细、厚薄适宜的形状,确保菜肴应有的较高美食品位。

(4)豆制品切配加工的基本要求。豆腐干、小香干等豆制品在切成丝、块、丁、条等不同形状时,既要做到形状大小均匀一致,又要与该菜肴中其他食物的形状达到互为衬托的作用。在加工制作每一种豆制品时,既要考虑到消化吸收问题,也要去掉相应的豆腥味。由于每个(天)食谱中都有一种豆制品,也就是说每天都要吃一种豆制品,因而在选择食谱和采购豆制品时,应根据市场现有种类进行灵活调换,切配形状经常灵活翻新。从而,可使考生对每天吃到不同种类、不断变换翻新的豆制品由衷喜爱。

(5)虾皮的加工制作基本要求。一般每100g虾皮中钙含量高达990mg,而在其他食物中大多没有这么高,因而在许多营养食谱中都会用到一定量的虾皮。为了使营养食谱中的虾皮达到更好地消化吸收效果,对新鲜质量又好的虾皮,首先在热锅中煸香并筛去异物杂质,然后在粉碎机中超细磨粉碎。以此为原料放在汤中成为海鲜汤,或者将虾皮末掺入肉末做成肉丸子、肉饼子,或者将虾皮末做在葱花炒蛋中等都是不错的选择。当然所使用虾皮必须以新鲜质优为前提。从而使菜肴或汤菜既增加风味,又起到提鲜作用,一举多得。

(6)胡萝卜的加工制作基本要求。胡萝卜具有良好的色泽形块又富含β-胡萝卜素,因而在不少食谱中会使用10~30g的胡萝卜,作为配料或点缀等。如果切成一定形块作为配料,一般用于诸如红烧猪肉、红烧牛肉、红烧羊肉等,如果切成丝、片、丁作为辅料的,建议切得细小一些并相应在烹调时油多一些,这样都有利于β-胡萝卜素的消化吸收。如果作为点缀料,其用量更少一些,也可先蒸熟捣烂后揉在肉丸子、肉饼子、肉蒸蛋中,或者剁碎成末搅拌在油面筋嵌肉、油豆腐嵌肉的馅料中,这样既使 β-胡萝卜素在一定量的脂肪中更好地吸收,又增添了良好的自然色泽从而提高了美食效应。

(7)动物肝脏加工制作的基本要求。在每 100g 猪肝中维生素 A 的含量高达 4972mg,即比其他各种动物性食物中的含量高成百倍。如选用 5g 猪肝,就可满足孩子一顿午餐营养的生理需要量。因此,涉及动物肝脏的营养食谱时,选购需确保原料优质新鲜,制作前洗净去腥,然后切成细小块状或者剁碎成末勾芡在汤中,或者剁碎成末后拌在馅料中,如肉丸子、肉嵌油豆腐中。

 专家解读

炖肉只需撇去第一波沫即可

在炖或煲排骨、筒骨等动物肉时,汤锅里不一会儿就会浮起脏兮兮的血沫及杂质,闻起来还有点腥。为了把这层血沫撇掉,不少人都会拿个勺子,守在锅旁,有浮沫就都撇出来。其实,炖肉撇掉第一波血沫就好。

动物肌肉中有很多毛细血管,被宰杀后会残留血液。炖肉时血液溶解到肉汤中,和部分脂肪、胆固醇混合在一起,漂在肉汤表面,形成了浮沫。第一波浮起的血沫是需要撇掉的。不过,随着肉汤继续沸腾,汤汁开始变白,也会有一些白色浮沫,这是肉里被乳化的脂肪和蛋白质析出了,能提高汤汁的鲜味,撇掉就可惜了。

需要提醒的是,炖肉一定要冷水下锅。若是在水煮开后才放肉,会让表面的蛋白质立刻收缩、凝固,肉内的血渍难以流出,炖好后仍会残留不少脏污和腥味。正确的做法是冷水下锅煮肉,水量必须淹过食材,在大火加热过程中不停地搅拌才能让肉受热均匀,内部的杂质和异味便会扩散到水中。在水滚后把浮起的血沫撇掉即可,继续大火煮沸 5 分钟后,改小火炖 1 个小时即可。

6. 菜肴炒、烧、煮时的营养素保护

在烹调蔬菜尤其是绿叶蔬菜时,采用旺火速炒或水油焖炒的方法是保

护营养素最为简便有效的措施。因为在热油锅内旺火快炒,可使蔬菜组织内的氧化酶迅速变性失活,防止维生素 C 因酶促氧化而损失。一般对于叶类蔬菜用旺火快炒的方法,可使维生素 C 保存率达到 60%~80%,维生素 B_2 和胡萝卜素可保留 76%~94%。

旺火快炒,由于翻动勤快,受热均匀,食材成熟时间短,可防止蔬菜细胞组织失水过多,避免水溶性营养成分的损失。并且,蔬菜中的叶绿素破坏少、原果胶物质分解少,从而既使蔬菜质地脆嫩、色泽翠绿,又可保持蔬菜的营养成分。

水油焖炒,即用"沸水 + 少量油"的焖炒法,把叶绿菜放在一小碗沸腾的油水混合物当中翻炒。这种用少量加了油的水来替代大量的水,既能避免水溶性营养素大量溶出损失,又能让蔬菜纤维吸油变软,口感清淡味美。根据科学实验测定,菠菜、芥蓝等菜肴,在用"油水焖炒"的操作法时,维生素 C 保存率明显高于水煮和焯烫的方法。因而,该烹调方法堪称营养与美味的"全能冠军"。

在烹调块根类、结实型蔬菜或是块状肉类时,选择文火(小火)慢烧或慢煮的方法是保护营养素的最为简便有效措施。这是因为块根类蔬菜在文火慢煮过程中,可最大限度地保护了营养成分,且最大限度地保存了食物自然美味。尤其是对于肉类食物,如采用小火慢烧、煮等方法,可使食物更易被机体消化,同时使食物的饱和脂肪酸含量大为降低。

7. 菜肴蒸、氽、涮时的营养素保护

(1)蒸。由于原料与水蒸气在基本密闭的锅中,成菜原汁原味、原形原样、柔软鲜嫩,菜肴中的浸出物及风味物质损失较少,营养素保存率高,且容易消化。如清蒸武昌鱼、小笼蒸牛肉等就是典型的例子。但是,对于叶绿蔬菜而言,长时间蒸制易破坏维生素 C,因而宜采用粉蒸的方式蒸制。

(2)氽、涮。氽与涮都是以水作为传热媒介,把加工成丝、条、丸子或者薄片的小型原料放入烧沸的汤水锅中,短时间加热的方法。如氽西施舌、涮肥牛、涮羊肉等菜式,由于原料在沸水中停留的时间极短,相应减少了维生素 B_1、维生素 B_2、烟酸、泛酸等水溶性维生素,以及钙、铁、锌、硒等一些矿物质及蛋白质的流失。同时,最大限度地保证了原料的鲜嫩。对于蔬菜而言,在火锅汤汁中涮烫后迅速食用能很好地保存维生素 C。但是一定要烫透再吃,防止致病菌、寄生虫感染风险。

8. 菜肴炖、焖、熬、烩时的营养素保护

炖、焖、熬、烩以水作为传热媒介，通常原料较大，火力较小，加热时间很长，成菜时具有熟软或酥烂的特点。如豆类(如大豆)炖猪蹄、蚝油焖乳鸽、熬黄花鱼、瓦罐煨鸡汤等菜肴，原料肌肉组织中氨基酸、多肽等溶解于汤汁中，利于增鲜又营养美味。

采用炖、焖、熬、烩的烹调方法，可使结缔组织中坚韧的胶原蛋白质，在较长时间加热后完全水解成可溶的明胶，更有利于食物消化和营养吸收。骨骼组织中的钙质与维生素 D、有机酸类发生反应，利于吸收。脂肪组织中的脂肪酸则可以与料酒中的乙醇发生反应生成酯类物质，利于提鲜增香。

值得注意的是，加入植物性食物的配料往往含有较多的维生素 C、维生素 B_1 等，要注意投放时间，防止破坏。

9. 菜肴爆、熘时的营养素保护

采用爆、熘的烹调方法，通常以油作为传热媒介。除蔬菜以外，使用淀粉进行挂糊或上浆，是爆、熘不可缺少的工序。原料表面裹上稀薄的蛋清和淀粉，与热油接触以后，表面形成一层保护膜。

在爆或熘的过程中，加热时速度要快、时间要短，其中的水分、风味物质和营养素才不易损失，同时确保菜肴鲜嫩的自然美味。

在进行爆或熘烹调时，由于淀粉和某些动物原料中含有谷胱甘肽，在加热条件下可释放出硫氢基，从而起到保护维生素 C 和一些 B 族维生素的作用。

10. 菜肴煎、贴、塌时的营养素保护

采用煎、贴、塌的烹调方法，都是用较少油量遍布锅的底部作为传热介质，将食品原料加工成扁形或较厚片状，或在烹前用少量淀粉勾芡一下，然后用小火将原料煎至两面金黄，以使表层蛋白质变性形成薄膜，在淀粉糊化后结成硬壳形状。

因而，在进行煎、贴、塌等烹调方法时如适当勾芡，能使食品内部的可溶性营养素流失较少。像鱼香虾饼、锅贴鸡片、锅塌豆腐等菜肴，使食品原料中的营养素得到较好保护，吃起来外酥里嫩，美味多汁，原料中的营养素又得到了较好的保护。

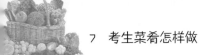

值得注意的是,采用小火烹调方法,对于传热性不是太好的原料要防止里生外熟。为防止可能出现外熟里生的现象,对选料、刀工、温度、时间等,应严格按照不同食物性状,采取相应的加工和烹调措施。

11. 菜肴油炸时的营养素保护

油炸食品由于脆香可口、脂香扑鼻,食物里层又嫩鲜味美,因而往往受到许多青少年的喜欢。

但是,油炸食品增加了脂肪含量,又不易消化,并在胃内停留时间长,饱腹作用强。如清炸里脊、排骨等,经高温加热后使 B 族维生素破坏较大,蛋白质严重焦化变性,脂肪发生一系列反应,使营养价值大为降低。

又有实验证明,油温在 150~200℃ 时,即使采用勾芡炸里脊肉,也只能使维生素 B_1 保存 80% 左右、维生素 B_1 保存 90% 左右。当油温达到 350℃ 左右时,这些 B 族维生素将几乎一无所有。尤其是脂肪的聚合反应和分解作用加强,产生对人体有害的低级酮和醛类,使脂肪味感变差。并且,在采用高温油炸肉类食物时,会产生大量的致癌物质——丙烯酰胺。即使油炸蔬果类菜肴,在高温烹调情况下,也可通过美拉德反应产生大量的丙烯酰胺。

因此,不论是油炸肉类还是蔬菜类食物,为了使油炸食物得以最大限度的保存营养素,又不至于产生相应的有毒有害物质,在油炸食物时务必做到三点:一是将油炸的食材进行上浆或勾芡;二是油温必须控制在200℃以内;三是油炸过的食用油绝不能重复使用。

小·贴士

　　丙烯酰胺,是一种白色晶体化学物质,是生产聚丙烯酰胺的原料。丙烯酰胺主要存在于高温(120℃以上)煎炸、烘焙的食物中,如油炸土豆片、薯条、面包、饼干、谷物等。丙烯酰胺具有神经毒性,并且可能致癌。世界卫生组织及欧美各国都建议饮食中要尽量减少丙烯酰胺的摄入。

12. 如何把握好水温以保住营养素

在烹饪烹调过程中掌握好用水温度与时间,根据不同的食材性状和质地,善于巧用冷水、温水、热水,会使烹饪菜肴的效果起到"事半功倍"的作用。

（1）用冷水。在制作年糕前,用冷水浸泡粳米。在制作粳米粉尺糕时也用凉水。

对于冷冻肉类,化冻要用冷水。因为冻肉、冻鱼、冻虾等如用热水化冻,就会失去相应的营养和应有的鲜味。

煎荷包蛋时,在蛋黄即将凝固之际,可浇上一汤匙冷开水,会使蛋熟后又黄又嫩,色味俱佳。

用冷水炖鱼或做鱼汤,可祛除腥味,但必须一次放足水量,如果中途加水,会减少食材原来的鲜味。

在煮肉或煮骨头时,最好先将肉放入冷水中浸泡一会儿,再用文火慢慢煮。如发现水少,可加入适量热水,不可中途加冷水,以免汤的温度突变引起蛋白质和脂肪迅速凝固变性,而影响营养和味道。

煲肉类汤时应冷水加小火慢炖。因为,汤的鲜美滋味主要来源于肉类或海鲜类食材中的氯基酸和琥珀酸,将冷水慢慢加热,可使肉类蛋白质在升温过程中不断将其中的氨基酸、B 族维生素等溶解在汤中,使汤更营养美味。

对焯水后的蔬菜需及时冷却降温,可将其投入冷水中,"过冷"后马上捞出,可保持蔬菜特别是绿叶菜的"青绿"本色。

（2）巧用温水。在做馒头、包子、饺子等面点类和做糯米团子时,宜用60℃以上温水与面粉调制。因为,在温水的作用下,面粉中的蛋白质才会凝固,淀粉大量吸收水分而膨胀变成糊状,使得面团性糯、口感细腻又易熟。

在蒸鸡蛋时,可用温开水调和搅拌,可使蛋羹鲜嫩。炒鸡蛋时,"蛋加温水"搅拌下锅,炒出来的鸡蛋格外松软可口。

在炒肉丝、肉块时,也可加少许温水翻炒。这样可以控制和弥补爆炒肉时损失的水分,且比不加水更鲜嫩。

（3）巧用热水。在做鱼时,待蒸锅的水开了以后再上屉,能使鱼或肉外部突然遇到高温蒸汽而立即收缩,内容鲜汁不外流,熟后味道鲜美。

用开水煮粥,不容易糊锅还可锁住营养。用开水煮饭,可最大程度保留米饭的营养,因为维生素 B 的损耗与煮饭的时间是成正比的。

对于肉类,无论是猪肉还是牛、羊肉等,买回来后可能有点腥味。因而,最好用热水快速焯一下,以使肉类表面的蛋白质快速变性凝结,又去除腥

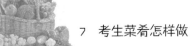

味,锁住内部的鲜味和营养物质。同时,通过焯水的肉类,可以去除其表面可能存在的较多细菌。

焯烫蔬菜时,一定要等到水沸腾,一次性把蔬菜全部放入水中,水量不足的话会延长时间,影响菜质口感。如果焯烫后的蔬菜直接用来烹炒,最好捞出后马上烹炒,以免氧化,损失营养素。在炒菜时,为防止干锅宜加点热水。而如果加冷水,由于蔬菜受到温度突变会导致菜肴的鲜嫩度下降。

13. 如何在烹饪过程中避免产生有害物质

不当的烹饪烹调方法,如过度加热导致食物变黄变黑,就可能产生相应的有毒有害物质,甚至可能增加致癌风险。除了丙烯酰胺,还有杂环胺、苯并芘等,也是高温烹调中经常产生的致癌物质。为避免在烹饪过程中产生有害物质,就要做到以下几点:

(1)无论蔬菜、面食还是鱼肉,尽量要多采用蒸、煮、炖、烩的烹调方法。如炒蔬菜,绝不要长时间猛火煸炒,以致蔬菜变色焦黄。而可以放少量油来炒香葱、姜、蒜等香辛料,然后倒入蔬菜焖两三分钟,让蒸汽把菜焖熟,再开盖翻炒,加盐调味,即可出锅。

(2)炒菜时油尽量不要冒油烟。明显冒油烟意味着油的温度已经超过200℃,以免导致蛋白质焦化变性产生相应的有毒有害物质。

(3)一次炒菜不要用太多的油,油多菜少几乎相当于油炸或油煎,菜的水分会很快蒸发,产生丙烯酰胺的速度就会加快。在炒菜时,千万不要炒到发黄甚至焦煳,因为煳掉的菜不仅含丙烯酰胺,更含有氨基酸分解和油脂过热产生的多种有毒物质。

(4)在用微波炉加热淀粉类食物(如馒头、花卷等)时,把火力调低一点,在保证食物达到可食状态的前提下,时间尽量缩短。这样对保存营养也是最理想的。同样道理,在用烤箱烤馒头片、面包片时,也不能烤得太黄。

总之,烹调各类菜肴食材时,不能温度过高、不能烧成焦烂、不能加热时间过长,更不能过度或非法添加有关食品添加剂,是避免产生相应有害物质的基本保障。

14. 如何烹制清淡美味和自然提鲜的菜肴

烹调考生菜肴的清淡包含 3 层意思,清就是要求菜肴制作得不要太油腻。每天的烹调油用量以不超过 30g 为宜,并以选择富含多不饱和脂肪酸的油更好。淡就是要求菜肴制作得不要太咸,每天的食盐用量不超过 5g,再多也不能超过 6g。清淡还有一层意思,就是不要把菜肴做得太辣。微辣能够提升菜肴的自然美味又有助消化,太辣则适得其反。自然提鲜,当然是选用诸如葱姜蒜或是香菜、香菇等天然食材调味。为此,考生家长在设计与制作考生菜肴时,应将把握以下一些烹饪方法技巧。

（1）用酸提鲜。首先选用天然含有酸味的食材,如一些酸菜、水果的酸味等;其次选用发酵型的食醋等酸味,恰如其分地用到相应的菜肴中,将会起到事半功倍的营养美食效应,如酸熘土豆丝。

（2）用香增味。在各类各种的食物中都含有相应的特殊香味,尤其是诸如香菇、香菜、香葱、芹菜、香蕉等都有相应的浓郁的香味,还有不少的鱼类、肉类、蛋类等在烹调后散发出相应的浓郁香味。只要将各种淡浓不等的食材,通过巧妙搭配和合理烹调,都会起到用香增味的效应。

（3）用鲜调味。在各类各种的食物中同样都含有相应的特殊鲜味,尤其诸如番茄、花菜、蘑菇,还有新鲜的鱼类、贝类,甚至于鸡肉、肉骨头等,都会在烹调后产生相应的美妙鲜味。只要将各种香鲜食材巧妙搭配和合理烹调,都会大大调起菜肴的鲜美欲味。

（4）用微辣提鲜。在选用有关食材搭配和烹调菜肴时,适当加几片或几丝新鲜的辣椒,可使原本不会鲜的菜肴产生明显的鲜味。因此,在我国不少地方民间流传的"无辣不鲜"不无道理。所以,用微辣提鲜不仅有助消化,还补充了相应的维生素 C。

（5）用色调靓。在自然界中的各种各样食物,都有其各自相应或特定的色泽。要是将不同色泽的食材巧妙的搭配和合理的烹调,就会使菜肴显得特别的靓丽好看,从而调动起大家的浓趣食欲感。

（6）用"天然味精"烹香。通常人们使用的葱、姜、蒜、香菜以及干辣椒、花椒、桂皮、陈皮、茴香等可谓大自然赐予人类的"天然味精",其中葱还分为小葱、香葱、大葱、洋葱等。使用这些天然食材作为调味品,往往使菜肴更具香郁的自然美味。并且,在进食若干时间后嘴巴里也没有腻味的感觉。要是采用味精、鸡精等调味品来提鲜,既失去了食材应有的自然风味,又使不同菜肴品尝到几乎同一种"人工味"。并且,如果用大量的味精和鸡精来压住天然风味,容易钝化舌尖上的味蕾,失去自然美食的品味。

（7）起锅前调味。对于烹制的菜肴咸淡与否,本来就只是忽悠舌尖上的味蕾细胞,而对于身体的其他任何器官是没有感觉的。因而,在烹调菜肴的起锅前放盐稍加翻炒,可使食物仅仅在表面包含咸味。这样的话,即使放很少许的盐也口感不淡。要是在烹调菜肴的前阶段就放盐,则放入再多的盐也不觉得咸,这是因为咸味已渗匀到食物中心部位了。

15. 如何提升引起考生食欲的美食效应

考生如果在家里吃晚餐,家长不仅要善于做出搭配合理又烹调科学的营养美味佳肴,还得善于创新地营造出营养菜肴的食欲感觉效应,以使考生在较远看到至近处闻到,直至用嘴巴吃到的不仅仅是名副其实的营养佳肴,还将在增进食欲兴趣的同时产生一些潜在的心理减压效应。为此,建议家长从以下几个方面去积极探索和实践。

(1)冠个好听的菜名。对于盛装在各种不同形状餐具里的菜肴有个好名称,能使考生在想象力中调动或激起更好地食欲兴趣。即使是一道不十分挑眼的菜肴,也可以起个富有想象力的名称,如虾仁炒蛋清并用菠菜烘托,冠以"蓝天白云"。也可根据不同食材的色泽、形状、质地设计菜肴相应的趣味名,诸如如意小炒、五谷丰登、翡翠碧玉、芙蓉花开、如鱼得水、心想事成等名称,从而使考生感悟到每天的菜肴都是新颖的。

(2)做点创意造型。对于食物烹调制作成菜肴后的造型,是提高考生用眼睛吃饭效果的一个积极措施。因而,菜肴成品装盘的基本要求、盛装拼摆的效果、形象的创意构思、装盘盛器的选择等都相当的重要。如对盛装时的各种食形块物的摆放,应注重突出主料与衬托辅料,同时突出主题并照顾全面,从而通过凸起艺术效果来激起考生浓厚食欲兴趣。

(3)不时变换一下餐具。对于考生在家里吃饭的餐具,家长可以定期变换。餐具的不同颜色、形状、图案甚至于不同的材质,都将成为家庭餐饮科学知识与文化交流的好平台。或许在交流中不仅仅局限于增进食欲,还可能使考生在交流中萌发好的学习思路,产生解答课堂中难题的灵感。

(4)边饰点物品。考生在家里吃饭的餐桌上,要是堆放着其他各种杂物的话,不仅仅使考生吃饭分心,还可能容易导致考生产生点牢骚。如果家长在餐桌上摆上"三菜一汤"或"四菜、五菜一汤"的营养菜肴的同时,在餐桌边放上点考生喜欢又不违学习的饰物,即使用一个音乐学器、一个流沙画、一个盆景等来点缀餐桌环境,都会使考生不觉得吃饭单调乏味,又倍感温馨。

(5)时而放点音乐。如果发现考生的心情状态欠佳,家长在准备考生营养套餐同时,根据考生喜爱情况播放相应的一曲音乐,以调整或纠偏考生的欠佳心情,从而使考生可能对原本不愿意吃的菜肴产生改观,而不由自主地接受并享用完家长精心准备的菜肴。同时,由于播放了考生喜爱的音乐,也可使压力得到一定的缓解,心情变得轻松。

（6）有时变换点灯光。有时候,考生菜肴难免会做的不理想,尤其是菜肴的色泽搭配在烹调后较逊色一些,估计可能会引不起考生的食欲。此时,家长可开启餐厅已有的且孩子喜欢的装饰灯光,通过变换餐厅的灯光着色,营造一个柔和、幽雅的用餐环境以掩饰菜肴的不足,从而使考生感受到营养用餐的乐趣。

 专家箴言

　　根据考生健康发育和学习用脑生理需求设计的营养食谱,既要考虑加工烹制过程中的营养素保护,又要注重各种天然食材的自然提鲜,还要兼顾考生心目中营养美食的色香味形,好看、好闻、好吃又为健脑加分。

　　　　　　——中国营养餐产业技术创新战略联盟秘书长　孟庆芬教授

那些特别好吃的、好看的、松脆的、柔软的、酸酸甜甜的食品,大多是添加了多种多样食品添加剂的缘故。那些用于改良食品性状与感官的 2400 多种食品添加剂,事实上仅仅满足了眼睛、牙齿、舌头 3 个器官的欲望,而对身体其他各器官或组织没有任何益处。

——中国人民解放军总医院　赵霖教授

8 考生营养忌讳啥

1. 过咸食物

也许有不少人总认为"无咸不鲜",因而在炒菜时总是放较多的食盐,以此来提鲜和增加美味。并且,吃咸的人往往容易上瘾,在不知不觉中越吃越咸。

从海水、地下岩(矿)盐沉积物、天然卤(咸)水获得的经过加工的食用盐,其中主要成分是氯化钠,占 95% 以上。钠是机体必不可少的一种元素,广泛存在于各种组织器官中,它具有调节体内水分与渗透压、维持酸碱平衡、维持血压正常等五大生理功能。尤其是钠、钾、钙、镁等离子的浓度平衡时,对于维持神经肌肉的应激性都是必需的。

然而,任何一种营养素所摄入的量,往往是物极必反。钠摄入过多,便是诱发高血压的罪魁祸首。诸多研究表明,摄入食盐量日均增加 2g,收缩压均值增高 2mmHg,舒张压增加 1.6mmHg。

考生需要警惕的是,常吃过咸食物不仅使血压升高,而且影响脑组织的血液供应,使脑细胞长期处于缺血、缺氧状态下,从而导致记忆力下降、大脑早衰。研究发现,盐同样会诱发多巴胺的释放,让人感觉快乐。而且,机体对钠的需求是根深蒂固在大脑中的"古老本能"。

总之,人体对食盐的生理需要是必不可少的,但其需要的量是极低的。实际上,一个健康成人每日摄入 2g 的食盐就足以满足生理需要。《中国居民膳食指南（2016）》推荐的成人日均盐摄入量不超过 6g，世界卫生组织推荐食盐量上限为 5g，下限为 3g。由此认为，考生每天的盐摄入量达到 5g 就足够了。

值得注意的是，在腌制的咸菜，发酵的腐乳，还有豆瓣酱、酱油、味精等调味品中钠含量都是很高的。尤其是在腌制鱼、肉、菜等食物时，加入的食盐易转化成亚硝酸盐，它在体内酶的催化作用下，易与体内的各类物质作用生成亚胺类的致癌物质。

2. 含铝食物

有的考生不爱吃自己家里做的包子和馒头，而喜欢吃外面小吃店卖的包子。理由是家里做的包子往往形状干瘪又硬实，看起来也不暄软漂亮。而店铺里卖的包子柔软蓬松，掰开后的气孔细小均匀，质感口感要好一些。但是，包子店老板往往为了使包子（或馒头）做得好看又好吃，为了节省加工制作时间，在发酵面粉时可能加了一种叫泡打粉的食品添加剂，而并非使用人们通常采用的酵母粉发面。尤其是一些小的包子店，往往随心所欲地过度添加这种含铝泡打粉，从而使包子的铝含量严重超标，由此发生的"毒包子"问题在媒体报道上屡见不鲜。

铝是一种金属元素，并不是人体必需的微量元素。世界卫生组织食品添加剂联合专家委员会规定，人体每周铝的耐受摄入量为 2mg/kg，这相当于 60kg 重的成年人每周吃进去 120mg 铝，不会导致铝的蓄积。

虽然，微量的铝在机体内势单力薄，不会"兴风作浪"，对人体构不成什么威胁。但是当铝在体内的含量高于 60mg，就会影响人体健康。**铝对人的大脑极具亲和力，摄入的铝会聚集在脑组织中，达到一定浓度，能使记忆力加剧衰退，造成智力低下、行动迟缓，最后会导致老年痴呆症。**诸多专家发现，老年性痴呆症病人脑细胞内的含铝量是一般人的 10~30 倍，而血钙水平却明显低于非痴呆症患者。**研究认为，铝对儿童大脑损伤的负面影响更为显著，其毒性影响蛋白质合成和神经介质传递，以致被称作"智力杀手"。**

我国在 2014 年 7 月 1 日开始实施新法规，要求面食品中不得添加任何含铝添加剂，但油炸面食品和油炸拖面糊不在禁用之列。也就是说，目前市场店铺里卖的油炸食品、发酵食品里还有可能含铝。至于是不是超标，则难以判断。

总之，添加了含铝食品添加剂的食品中含铝量都是非常高的。如在马路边摊贩做的 1 根油条约 60g，而含铝量可达到 30.9mg。那么如果 60kg 的成人只要每周吃 4 根油条，就超过了铝在体内的耐受量。另外，铝在膨化食品中的含量也不低，建议考生不吃或尽量少吃，以免影响考生大脑工作效率的正常发挥。

3. 含铅食物

铅是一种重金属元素，存在于自然界中，人体的生理功能并不需要。当铅污染食物进入消化道后，有 5%~15% 的铅可被肠道吸收入血，迅速被肝、肾、脾、肺、脑等脏器吸收。几周后大部分铅都转移到骨中，吸收的铅主要由肾脏代谢随尿液排出。

铅在体内蓄积过多，轻者会出现食欲不振、体重减轻、恶心等症状，重者则会贫血或患神经系统疾病。铅在体内还会取代其他矿物质铁、钙、锌在神经系统中的活动地位。因此，铅是脑细胞的一大"杀手"。

铅还会使大脑里的去甲肾上腺素、多巴胺和 5- 羟色胺的含量明显降低，造成神经传导阻滞，引起记忆力衰退、痴呆症、智力发育障碍等病症。要是考生随食物摄入过多的铅，还会直接破坏神经细胞内遗传物质脱氧核糖核酸的功能，使人易患痴呆症。

科学研究发现，儿童体内的血铅浓度每上升 100μg/L，其智商就会下降 5 分左右。因此，含铅食品对儿童青少年智力发育危害很大。

食品中的铅主要来自哪里呢？一是用含铅量高的容器或包装材料来盛装、包装食物，尤其是用来盛装醋、酒等食物。二是食物本身含铅量高，如松花蛋、爆米花、膨化食品等。值得注意的"无铅松花蛋"的铅含量并不等于零，只是低于相应的国家标准，同样不宜大量食用。若长期食用所谓的"无铅松花蛋"，食物中的铅会被机体反复吸收，又不易从体内排泄出来，造成体内铅蓄积，后果不堪设想。

至于如何防范铅污染食物的摄入，首先是不要吃含铅高的食物，常见含铅高的食物有松花蛋、爆米花（旧法）、爆薯条、爆黄豆、爆蚕豆、油条、水果皮、罐装食品或饮料等。如果实在想贪吃一次松花蛋的怪味又怕摄入铅，则建议同时多吃大麦、燕麦、玉米等粗粮，以抗衡和降低铅在机体内的蓄积浓度。

事实上，如今汽车尾气中的四乙基铅污染空气和食物的现象越来越成问题。另外，不要用报纸包装直接入口的食物，因为报纸一般都是用铅字排版的。吃东西前最好洗手和洗脸，可以有效清除手、脸 90% 以上的铅尘。

4. 氧化食物

通常人们都会有这样的经历,家里炒菜的食用油不小心溢流到灶面上形成的油污,如果没有及时擦掉,经过与灶面污染物以及室温、空气的综合作用,过不了几天就会产生一种难闻的"哈喇味"。其实,这"哈喇味"的油已经成为氧化酸败的过氧化物,不能再食用了。

过氧化脂质是不饱和脂肪酸经自由基作用所形成的过氧化物。过氧化脂质和氧自由基有破坏生物膜、核糖核酸和脱氧核糖核酸的作用,与超氧化物歧化酶及氧自由基等指标和衰老有关,可抑制免疫功能,与产生某些变性的蛋白质也有关,可增强血小板聚集性。

过氧化脂质会降低脑功能,正因为脑血管壁中含有许多亚油酸,当过氧化脂质增多时,就会出现过激反应(一种氧化反应),使亚油酸大量遭到破坏,损害脑血管壁的正常分子结构,使脑血管变窄,影响血液流动,对大脑的生理活动产生不良刺激,导致思维迟钝。另外,脑中还含有多价不饱和脂质,容易受到自由基的攻击。同时过氧脂质会在体内积聚,使机体某些代谢酶系统受到损害,导致大脑早衰。

那么,哪些食物含过氧化脂质多呢? 所谓氧化食物,是指那些富含过氧化脂类化合物的食物,例如炸过鱼、虾、肉等的食用油,放置久后即会生成过氧脂质;长期晒在阳光下的鱼干、腌肉等;长期存放的饼干、糕点、油性瓜子等特别容易产生"哈喇味"的油脂。还有油炸类食品,如炸鸡腿、炸薯片、油炸方便面等。

为了防患于未然,日常要注重多吃些富含维生素 A、维生素 C、维生素 E 的食物。因为,**这些维生素可以激活超氧化歧化酶,可阻止脑血管壁的氧化反应,或者使已经发生的氧化反应"还原",保证大脑供血充足,血流通畅,使大脑始终处于清醒、活跃的健康状态。**

5. 含苯类食物

说到苯,也许大家并不陌生,它是一种相当可怕的有毒物质,在工业上被广泛使用,在家庭装饰用的涂料、油漆中存在的化学物质二甲苯,不仅仅刺激黏膜进而危害到神经系统,而且对大脑的致呆和肾脏的损害是永久性的,还是一种明确的致呆致癌物质。

殊不知,在我们的日常饮食中,一不小心也可能吃到含有苯类有毒物质的食物。如一些香香的、脆脆的、金黄的、焦黑的、味道特好的烧烤类、油炸类食物,都可能不同程度的含有目前世界公认的致癌物质 3,4- 苯并芘、丙烯酰胺等有毒物质。

有的考生特别喜欢吃烤羊肉、烤鸡翅、烤鸡腿、烤肉丸、烤小鱼等各种所谓的"美味食品"。其实,这些烧烤类食品早就被世界卫生组织列为"十大垃圾食品"之一。专家认为这些烧烤类食品,含有大量"3,4- 苯并芘"(三大致癌物质之首),如吃 1 只烤鸡腿相当于吸 60 支烟的毒性。并且,这些烧烤类食品还会导致蛋白质炭化变性,加重肾脏、肝脏的负担。

美国一家研究中心的报告称,常吃烧烤的女性,患乳腺癌的危险性要比不爱吃烧烤女性高出 2 倍。专家解释说,由于肉直接在高温下进行烧烤,被分解的脂肪滴在炭火上,再与肉里蛋白质结合,就会产生一种叫苯并芘的致癌物质。此外,另据美国一项权威研究结果显示,食用过多的烧煮熏烤太过的肉食将受到寄生虫等疾病的威胁,甚至严重影响青少年的视力,造成眼睛近视。

有的考生非常喜欢吃的炸鸡翅、炸鸡腿、炸土豆、炸油条、油饼、烤面包等,这些油炸类食品同样也被世界卫生组织列为"十大垃圾食品"之一。因为这些油炸类食品,含有大量的丙烯酰胺。瑞典国家食品管理局的一项研究结果表明:汉堡包、炸薯条、炸鸡等食物中含有大量的"丙烯酰胺",这种物质可导致基因突变,损害中枢和周围神经系统,甚至诱发癌症。美国食品与药物管理局曾经公布了 750 种食品检验结果,再度证实了炸薯条、炸薯片、爆米花中所含丙烯酰胺很高。

此外,在家庭炒菜时也得当心丙烯酰胺的产生。因为,在使用油锅炒菜时,如果油温特别高并使菜叶出现变焦,发生的美拉德反应也会产生丙烯酰胺。

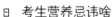 **相关链接**

《洛杉矶时报》2005 年 8 月 27 日报道,美国加州首席检察官比尔·洛克耶对包括麦当劳、肯德基、汉堡王、温狄在内的 9 个快餐连锁店提起诉讼,因为这几家快餐公司违反了加州法律——65 号动议,该项条款要求人们在接触已知致癌物质或有毒化学物质时应当预先提出警告。首席检察官要求:快餐公司必须在油炸薯片和油炸薯条的外包装上注明该食品含有致癌物质丙烯酰胺。

6. 高糖饮食

（1）吃甜食容易上瘾。近日，权威科研期刊《自然》杂志中一篇名为《糖的毒性真相》的文章引起了不小的波动，作者通过动物实验证明**糖与烟酒一样，具有潜在危害且会让人上瘾**。"一方面，糖分影响体内激素，使大脑无法发出饱腹的讯号，肚子饱了都还想继续吃；另一方面，糖会使大脑不间断发出要摄入糖分的讯号，就像烟瘾一样，吃糖的人会越来越爱吃糖。"冰淇淋、巧克力、蛋糕等甜食对一些人具有无法抗拒的诱惑力，而且这些人越吃越想吃。一项来自俄勒冈研究所的研究表明：那些经常喜欢吃冰淇淋的人，随着时间的推移会需要更多甜食来满足他们大脑的"奖励中心"。在另一个例子中，当拿走爱好糖食的老鼠的糖，它们就会表现出类似于阿片类药物戒断的症状，包括牙齿打颤和爪子乱晃。

（2）高糖会影响大脑功能。美国研究人员在《生理学杂志》上发表报告说，长期摄入大量糖分不仅有损身体健康，还会导致学习能力和记忆力下降。科学家认为高糖可能使人变笨的原理为：食用过多果糖，会阻碍胰岛素调节细胞利用及储存糖、产生思维和情绪所需能量的功能。

（3）吃甜食容易使体质变酸。吃甜食过多不仅易患龋齿，而且会使体内 B 族维生素减少。B 族维生素不足会降低神经和肌肉的活动能力，使机体呈酸中毒状态，严重影响记忆力。甜食过多会消耗体内大量的钙，体内缺钙易引起骨折、视力减退和小腿抽筋。同时，高糖食物还会使脑神经负担过重，影响人的情绪和行为，导致儿童多动症。

综上所述，白砂糖、绵白糖、方糖、赤砂糖、冰糖等精制糖，并不是非常好的东西。我们日常膳食中吃的粗细杂粮、薯类、豆类以及瓜果蔬菜等食物中所含的"糖"，已能满足机体每日的生理需求量，并不需要外来的这些精制糖。

 相关链接

高糖饮品损脑力。美国南加州大学科学家用含糖量相当于汽水的液体喂饲年轻老鼠，一个月后发现老鼠的学习能力及空间记忆力受损。科学家指含糖饮品导致大脑海马体发炎，海马体控制人类短期和空间记忆、调节情绪，青少年仍处于发育阶段，海马体发炎会干扰脑部正常运作。

7. 高脂饮食

随着营养科学知识的日渐普及,大家普遍知道多吃脂肪尤其是饱和脂肪酸含量的动物性食物,会导致超重和肥胖,继而是高血压、高血糖、高血脂等一系列代谢综合征的发生。然而,大家可能有所不知的是,高脂肪饮食还会带来以下两大危害。

(1)高脂食品损害智力发育。加拿大研究人员分别用高脂食物和一般啮齿动物常吃的食物喂养两组一个月大的老鼠,前者吃的食物中,脂肪含量比后者高得多。吃高脂食物的小老鼠体内 40% 的能量来自脂肪,吃普通食物的小老鼠体内只有 10% 的能量来自脂肪。这些小老鼠在长到 4 个月大时,研究者在训练老鼠完成一项简单的记忆任务时,发现"胖"老鼠的表现远远不如"瘦"老鼠学习能力强。由此表明,高脂食品可能会堵塞儿童青少年正在发育的神经通道,并且对他们的大脑和思维造成永久性损害。

注:脂肪尤其是饱和脂肪酸含量特别高的食物有猪油、肥肉,动物的肠、皮等,脂肪含量特别高的小吃有奶油糕点、黄油面包、油炸食品、热狗肠、培根等。

(2)大脑的"隐形杀手"——反式脂肪酸。反式脂肪酸(TFA)是按照油脂化学结构命名的,由于在脂肪酸链条中以双键相连的两个碳原子上的氢原子分别位于两侧而得名。如果两个氢原子位于同侧则称为顺式脂肪酸。美国食品药品监督管理局(FDA)给予反式脂肪酸更为明确的定义,即只要脂肪酸含有非共轭不饱和双键,不管其来源于哪儿,都可以定义为反式脂肪酸。

反式脂肪酸这个"隐形杀手"能够导致心血管疾病的发生已成为共识,有大量的研究对此佐证。与此同时,反式脂肪酸还可以导致大脑功能的衰退。如果大量摄入反式脂肪酸,会导致大脑记忆力明显下降。

反式脂肪酸主要存在于人造奶油、黄油、起酥油、煎炸油等氢化油的制品中。如果在食物标签中看到含有"氢化油、植物奶油、植脂末、奶精、人造奶油、人造黄油、人造油酥、精炼棕榈油"等字眼时,就要小心里面是否会含有反式脂肪酸。

注:反式脂肪酸含量特别高的食品有奶油蛋糕、奶油夹心饼干、泡芙、奶油面包、曲奇、炸薯条、薄脆饼、油酥饼、麻花、沙拉酱等。

相关链接

　　高糖、高脂可能有损大脑认知。美国奥勒冈州立大学最新研究发现,高脂肪、高糖分饮食会改变肠道细菌生态,而这现象与认知功能灵活性受损息息相关,大脑认知灵活性变差,代表大脑将无法及时反应、适应环境变化。研究也发现,上述情况在高糖饮食最明显,如果常吃高糖分食物,长期记忆学习和短期记忆学习都会受到损害。

8. 酸性食物

　　在日常生活中,常遇到一些孩子一出生就乖,吃、睡、玩形成规律,模仿、学习能力强,学习成绩也好,这就是大脑功能良好,即聪明。相反,有的婴幼儿经常哭闹,吃、睡都不好,模仿力和反应力都较差,学习成绩不好,这样的孩子大脑神经功能较差。

　　究其原因,当然影响因素甚多,但作为大脑建筑材料的食物是基础因素。食物对大脑功能的影响无可非议,由于现代许多人大量偏食酸性食品,使血清等体液酸性化,更重要的是,酸性食物能直接影响婴幼儿脑和神经功能,表现为易哭闹、烦躁,可导致记忆力和思维能力差,严重时导致精神孤独症等。

　　事实上,证实酸性食物可使大脑反应迟钝的研究不少。人体如呈微碱性状态是最适宜的,但是用脑过度或者是体力透支,血液就会呈酸性,另外如果长期大量吃酸性食物,体液变得酸性化,会容易感冒、抵抗力差,这样的体质被称为酸性体质。如长年累月地积累酸性物质,便会导致大脑反应迟钝,引起记忆力减退,这类人的大脑被称为酸性大脑。

　　健康的大脑喜好碱。英国牛津大学科学家对 42 名年龄在 6~13 岁的男孩进行跟踪调查,结果发现孩子大脑皮层的碱性越强,智商越高。反之,孩子大脑皮层越偏向酸性,则智商越低。因为在正常情况下,人体血液的酸碱度是相对固定的,一般保持在 7.35~7.45,这样的弱碱性的血液最适宜人体进行新陈代谢和器官的生理活动,大脑和体力活动才能保持最佳状态。

　　因此,在注意适量多样、常变花样前提下,要注重保持多素少荤、多菜少肉的饮食结构,既符合合理营养与平衡膳食的基本原则,又偏向碱性为主的膳食结构,有助增强大脑的健康活力。

9. 非法使用食品添加剂

有的考生总是喜欢吃马路边小店、小摊上各种五颜六色、稀奇古怪的小食品。果冻、果脯、蜜饯、辣条、薯条以及各种五颜六色、稀奇古怪的糖、饼、串、圈等"垃圾食品",不少食品小企业往往可能过度或违法加进了各种各样的食品添加剂。这些"垃圾食品"还有一个绰号,那就是"智商杀手"。这些看似美味、漂亮的食物,考生如果长期食用,将会使大脑越吃越笨。

我国目前允许使用的食品添加剂有抗结剂、消泡剂、膨松剂、增味剂、防腐剂等 20 多类 2400 多种。对于这些食品添加剂,如果食品企业严格按照国家允许的标准添加,一般不存在太大的食品安全风险。但是,往往有不少食品企业尤其是食品小作坊,任意添加或是过度添加的问题屡见不鲜。

目前,我国尚未针对处于生长发育重要阶段的 3~18 岁儿童青少年制订相应的食品添加剂安全标准,而只能依照现有的成年人标准。在现实的消费人群中,发育尚未健全的儿童青少年又恰恰是这些食品的消费主力军。他们如长期吃这些按成年人标准被视为"合格添加"的各种食品,可能会有一些负面影响。

英国科学家的多项研究表明,柠檬黄、酸性红、诱惑红等 6 种人工合成色素,会导致儿童多动,严重时可能导致儿童智力下降,它对儿童智力的破坏作用跟铅中毒差不多。南安普敦大学的吉姆·史蒂文森及其同事对 300 多名儿童进行了测试,他们配制了一种饮料,成分中包括了英国儿童在日常所喝饮料中常含有的食用色素和防腐剂。结果显示,当儿童饮用了混有食用色素和防腐剂的果汁后,不仅会对严重多动症的孩子造成不利影响,也会波及正常行为的儿童。

为防患于未然,考生每天的食物来源要以新鲜、营养、安全为前提,尽可能吃新鲜的、天然的食材,不吃各种加工的包装食品。即使要买包装食品,必须得看清楚包装上的"配料表"标注,尽量选购含食品添加剂少的食品。

10. 有损大脑的其他忌讳食物

汉堡包、炸鸡腿、炸薯条、比萨饼等也被不少营养健康专家称为"垃圾食品",但是,许多儿童青少年甚至不少年轻人都爱吃这些"洋快餐"而且"执迷不悟"。

英国伦敦大学金史密斯学院的学者选取了 4000 名年龄在 3~5 岁的苏

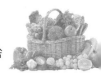

格兰儿童作为研究样本。结果发现，经常吃这些快餐的孩子智商偏低，在学习上常常会遇到困难。研究人员认为，儿童在生长发育特殊时期所摄入的食物会影响到他们大脑的发育状况，食品的新鲜度和质量远比让孩子吃饱更为重要。特别对于处于生长发育和智力飞跃发展期间的儿童，父母更要腾出时间为他们准备新鲜食物，以更好地增进与挖掘他们大脑的认知潜能。

由于"洋快餐"食品含有高浓度的油脂、果葡糖浆、味精、氢化油、精制盐以及各种各样的其他添加物，会使对大脑产生负面效果。长期过多食用这些"洋快餐"，会导致纹状体活动下降（大脑主管情绪和负责奖励感觉的一个区域），并且随"洋快餐"的食量增多而症状加重。

最新研究数据证明，"洋快餐"上瘾如同吸毒成瘾。美国华盛顿大学内分泌学家迈克尔·施瓦茨教授研究发现：汉堡包、炸薯条等洋快餐可引起人体内激素的变化，易使食用者特别是儿童少年上瘾，难以控制进食量。人体内的激素——"瘦素"控制着人体的饮食行为，"洋快餐"会影响"瘦素"在体内的正常生理活动，以使儿童青少年吃了一次"洋快餐"就想吃第二次。

由于"洋快餐"和可乐等饮料具有"成瘾性"，在欧洲，许多家长都禁止孩子吃"洋快餐"和喝可乐。并且，目前欧洲许多国家及美国等已明文规定，在校园内的超市或小卖部中停止出售这些"垃圾食品"。

专家箴言

考生吃什么，怎么吃，里头有着丰富的科学知识。比如食物中有害元素含量高当然不能吃，而多吃煎炸、重油、重盐等食品同样也不利于考生健康。因此，好的天然食材还需要有好的烹制方法。在获取食物营养的同时，不要忘了食品安全是前提。

——浙江省疾病预防控制中心　章荣华主任医师

专家解读

"十大垃圾食品"是哪些？

世界卫生组织公布的全球十大"垃圾食品"，由于可能存在各种各样的有毒有害物质，如果吃了这些"垃圾食品"，就相当于在身体里埋下一颗颗隐性炸弹。这"十大垃圾食品"及其危害性如下：

1. 油炸类食品。主要危害：①能量高，导致肥胖；②诱发心血管疾病；③破坏食物的蛋白质和维生素；④含大量致癌物质。

2. 腌制类食品。主要危害：①含亚硝酸盐，诱发多种癌症；②诱发胃肠炎症和溃疡；③加重肾脏负担，导致高血压。

3. 加工类肉食品（肉干、肉松、香肠等）。主要危害：①含大量防腐剂、增色剂和保色剂，加重肝脏负担；②含过多钠盐，损害肾功能，造成血压不稳定；③致癌物质亚硝酸盐导致癌症。

4. 饼干类食品（不含低温烘烤和全麦饼干）。主要危害：①过多香精和色素，损害肝脏；②能量高，营养低；③加重心脏负担；④维生素破坏殆尽。

5. 汽水可乐类食品。主要危害：①含过量的磷酸和碳酸，带走体内大量的钙；②含糖量过高，喝后有饱胀感，影响正餐；③导致肥胖。

6. 方便类食品（主要指方便面和膨化食品）。主要危害：①高盐，加重肾脏负担；②人造脂肪影响心血管；③能量高，营养低；④含香精和防腐剂，有损肝脏。

7. 罐头类食品（包括鱼肉类和水果类）。主要危害：①破坏食物的蛋白质与维生素；②能量高，导致肥胖；③升高血糖，加重胰腺负荷。

8. 话梅蜜饯类食品（果脯）。主要危害：①含香精，有损肝脏；②高盐，加重肾脏负担，升高血压；③含亚硝酸盐致癌。

9. 冷冻甜品类食品（冰淇淋、冰棒和各种雪糕）。主要危害：①含过多奶油和糖，导致肥胖；②高糖降低食欲，影响正餐；③温度低，刺激肠胃。

10. 烧烤类食品。主要危害：①含有大量的三大致癌物质之首——"三苯四丙吡"；②导致蛋白质变性，加重肾脏、肝脏负担。

考生在临考时段的营养供给情况，很大程度上影响着考生考试的临场发挥状态。要是在注重均衡营养前提下，迎合考生大脑营养需求点，适时、适量、适当地吃点大脑营养急需的东西，也许是考试时超常发挥的"灵丹妙药"。

——上海交通大学医学院　蔡美琴教授

 9 临考营养妙招有点啥

1. 喝点水，维持大脑持续功效

一个人要是脱水，第一个影响到的器官就是大脑。又则，任何营养物质，都是以水为载体，运输到大脑中的每一个细胞。如果喝些含有天然矿物元素的天然饮用水，还会增加水的功能。

或许，有的家长会叮嘱孩子考试前不要喝水，生怕考试时因喝水导致注意力分散而影响了考试成绩。其实，如果在考生口渴感觉尚未出现之前喝点水，反而可以积极有效地消除考生因口渴所致的注意力涣散。

让考生在考试中喝点水，会使考试成绩更好，这是国内外不少科学家的研究报告。英国东伦敦大学的一项研究发现，在考试时喝水的大一学生考试成绩提升 5% 左右，大二学生成绩提升 3% 左右，在总体上喝水的学生预期成绩可提升 10% 左右。在东伦敦大学的另一项针对小学生测试视觉注意力和记忆力的研究中，要求孩子们发现两幅漫画的不同之处。结果显示，饮水组成绩比另一组高出 34%。在另一项更为复杂的题目中，饮水组的成绩比另一组高出 23%。还有一项从文章中删除某些指定字母的测验题，饮水组的成绩比另一组高出 11%。

究其原因，专家认为喝水或许会对学生的思维活动产生某种心理影响，帮助考生提高考试成绩。另外，喝水或许有助于缓解考生的焦虑情绪，而这种情绪通常对考试成绩产生负面影响。也有一些专家分析认为，给大脑细

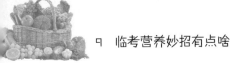

胞补充水分可以促进脑细胞之间的信息交流。

总之，考生在考试期间注重给大脑补充点水，对维持甚至增进大脑活力是无疑的。尤其是注重补充含有天然矿物元素的天然矿物水，更有助于大脑保持充沛睿智活力。

 专家解读

建议"喝点水"的方法和量

1. 考生每天喝水的总量在 1600ml 左右（6~8 杯）（包括白开水、果汁以及各种饮料等）；

2. 考生每天宜每隔一个小时左右，或者每上 1~2 节课后喝一次水；

3. 在紧张用脑或体育活动量大时增加喝水量，而不要等到感觉渴了才喝水；

4. 在每天上下午考试期间的间隙，最好选择"天然矿物泉水（瓶身上都有标注）"，而不要喝咖啡、果汁等饮料类；

5. 因人而异，自我试验后定量定方法。

2. 吃点蜜，激发大脑迅快工作

首先要注意是"吃点蜜"，而不是吃些蜜，更不是多吃些蜜，就是建议在临考前夕，适时、适量的吃一点点的蜂蜜。

本书的不少章节中都建议吃缓慢升高血糖的低血糖生成指数的食物，而现在却建议吃高血糖生成指数的蜂蜜，是否存在自相矛盾呢？其实并不是。**富含优质蛋白和"好"脂肪的食物，在体内转化为能量供应身体或大脑工作，至少需要一两个小时的时间，因而远水解不了近渴。**

蜂蜜中最主要的成分是碳水化合物，在每 100g 蜂蜜中碳水化合物就占 75.6%，其中 85%~95% 是果糖和葡萄糖，能够产生 280kcal 左右的能量。也就是说从嘴巴喝进去的蜂蜜，**不需要经过体内消化系统漫长路途的消化，就会很快被身体肠壁细胞直接吸收利用，运输到大脑为其效劳。**并且，在蜂蜜中含有 1% 左右的蛋白质，人体必需和非必需氨基酸如赖氨酸、苏氨酸、谷氨酸、脯氨酸、缬氨酸、蛋氨酸等几十种氨基酸含量均匀齐全，同时还含有多种维生素（维生素 A、维生素 B_1、维生素 B_2、维生素 B_6、维生素 C、维生素 E、维生素 D、维生素 K)、矿物质(钙、镁、铁、钾、钠、锰、铜、镍)、酶(过氧化氢酶、转化酶)、乙酰胆碱、芳香物质、泛酸和天然色素等。目前,已鉴定蜂蜜中有 181 种不同的物质,其中维生素 B_2 最为丰富,高于葡萄、苹果 10 多倍,而产生的能量相当于牛奶产生能量的 4~5 倍。

因此,要想一开考就有一个清醒的、高效运转的大脑,最好先喝点能尽快提高血糖的饮料。当然,在持续的、长时间的考试中还是要依靠优质蛋白、"好"的脂肪,还有各种维生素、矿物质的大显身手。

在临考前夕吃点蜜,理应会起到四两拨千斤的作用。吃法也很简单:考前 30 分左右,在柠檬水、梨汁水等有助清醒头脑的果汁中,加上一丁点蜂蜜搅匀喝下就是了。

为了验证蜂蜜能快速效劳大脑的效果,不妨在平时的一些考试测验中先试试。

 专家解读

建议"吃点蜜"的方法和计量

1. 考生每天吃点蜜的计量为 10ml 左右,相当于占考生全天能量生理需要量的 10% 左右。如果远远超过 10ml,对考生的正餐和考试都会有适得其反的效果。

2. 吃蜂蜜 10ml 左右的这个计量,相当于 1 调羹左右(如女生相应再少一点),可以分为两三次喝。

3. 在早餐间吃蜂蜜的方法,可以放在点心类、汤粥类中食用,或者用温开水冲泡喝。如做成柠檬蜂蜜水更好一些。

4. 在午餐间吃蜂蜜的方法,可以放在糕点类或者是菜肴中食用。而如果用蜂蜜来冲泡一杯蜂蜜咖啡,醇香可口又相加增效。

5. 因人而异,自我试验后再定量定方法。

3. 补点维 C,激活大脑细胞

说到维生素 C,这是大家再熟悉不过的一种维生素了。然而,也许大家所不太知晓的一点是,维生素 C 具有提高大脑敏锐度、灵活性、机警度的功效,也被誉为平静、放松和快乐的"优化大师"。

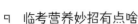
维生素 C 是大脑的"润滑剂",可以使大脑活动更加敏捷灵活。脑细胞中有细胞管状结构,为大脑输送营养物质。但脑细胞的管状结构很容易堵塞或者变细,而充足的维生素 C 可以防止它变形或者堵塞,从而保证顺利地为大脑输送所需要的营养物质,智力也会因此有较大的提高。

研究发现,维生素 C 可以自由进出血液和大脑。大脑内的维生素 C 能对抗自由基,以保护神经细胞。还有研究证实,如果血液中的维生素 C 含量高,认知能力就会提高。反之,如果动脉被胆固醇阻塞,氧气无法到达大脑,就会加速其老化,而维生素 C 能降低血液中的"坏"胆固醇,不让脑细胞的管状结构阻塞或变细,从而有效确保大脑发挥正常的学习能力。

维生素 C 还有助于去甲肾上腺素的合成,使大脑保持注意力集中,不容易疲劳。维生素 C 更有助于 5- 羟色胺的合成,使大脑满足、平静、放松与快乐。因而,当大脑在压力增大导致情绪低落时,同样要补充维生素 C。

总之,**维生素 C 既是提高大脑功能的敏锐、灵活、机警的"润滑剂",又是平静、放松和快乐大脑的"优化大师"。在考生大脑压力增大或(是由此导致)情绪低落时,就可适当增加维生素 C 的摄入量。**

维生素 C 最好的来源并不是药物,而是富含维生素 C 的新鲜瓜果蔬菜,如鲜枣、橙子、猕猴桃、紫葡萄、甜椒、西兰花等。并且,补充多一点维生素 C,不仅不会像其他营养素过多那样产生副作用,反而还会增强机体的免疫力。

 相关链接

美国科学家的一项研究发现,维生素 C 对眼睛和大脑有特殊作用。这是由美国俄勒冈州健康与科学大学(OHSU)的科学家做的研究,研究发现视网膜需要"沐浴"在一个较高剂量的维生素 C 环境下,才能正常地发挥功能。如果把视网膜所处环境中的维生素 C 去除,视网膜将不能正常工作。

专家解读

建议"吃点维 C"的方法和计量

1. 考生每天补充维生素 C 的量在 200mg 左右为宜,相当于较平时增加一倍的量。

2. 这 200mg 的维生素 C 量应主要来自食物,而不建议用药物类维生素 C 来补充。

3. 在新鲜的深绿色瓜果蔬菜中,大多含有丰富的维生素 C。如每 100g 甜椒中含有 70mg 左右的维生素 C,每 100g 猕猴桃中含有 60mg 左右的维生素 C。也就是说,考生在考试期间,与平时相比多吃两个左右的猕猴桃、橙子等富含维生素 C 的水果即可。

4. "吃点维 C" 的时间,如草莓、橙子等较清爽的水果在早餐后吃为宜,如猕猴桃、橘子等较酸味的水果在午餐后吃为宜。

5. 因人而异,自我试验后定量定方法。

4. 供点氧,激励脑细胞持续发挥功效

空气中的氧气,与食物和水同等重要,它是人体代谢活动的关键物质。因为,一切营养物质必须通过氧化作用,才能被吸收利用,产生或释放能量。即使是轻微的,不会直接危及身体的缺氧,也会对大脑健康造成某种轻微损伤。

要想大脑活得好,氧气分秒离不了。因为,组成大脑的每个神经细胞都有一个"小型发电厂"在发电。正如火力发电厂发电一样,一方面需要煤炭做燃料,另一方面也需要氧气助燃。氧气在人体内的作用就相当于发电过程中的助燃料。

人体内的酶,通过氧化作用把有机物"无火燃烧",变为无机物和能量。由于神经细胞数量巨大,大脑需要大量的氧气。**人的大脑也是耗氧量最大的器官,仅占全身重量 2% 的大脑,耗氧量占体内总氧耗的 20%**。要是说人体其他器官对低氧状态有时候是可以忍受的话,对于大脑来说则是不可容忍的。大脑出现轻微的缺氧就可能会发生不同程度的疲惫、困倦、心力交瘁、情绪波动或者是不同程度的头晕、头痛、耳鸣、眼花、四肢软弱无力等症状。如果大脑长时间缺氧会造成不可逆转的损害,甚至脑死亡。

国外一项研究表明,通过吸入纯净的氧气可以提高大脑的效率。该研究是让一些志愿者在 30 秒到 1 分钟之内,通过面罩吸入一定量的纯净的氧气,然后让他们接受记单词的测试。结果发现吸了氧气的志愿者与平时相

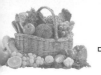

比在规定时间内多记住 3 个左右的单词。

考生在临考或应考期间,较大的压力和长时间的繁重学习,使大脑处于高度运转状态,脑细胞的耗氧量自然增大。在这特殊时期,更要给大脑细胞补充氧气,使大脑保持高效活力。如果考生的大脑处于氧气不足状态,就会使脑细胞活力不足,造成注意力涣散,反应迟钝,记忆力下降。

那么,如何确保考生氧气供应呢?建议选择以下方法试试:

(1)学生在下课或科目考试的间隙,最好尽快离开教室,到空旷场所透气休息,即使只有两三分钟也是好的。

(2)在学校课余时间,最好到校园内树荫下的草地上活动或看书,或者是做些肢体伸曲活动,会使休息吸氧效果更佳。

(3)考生上学或回家的路程中最好是走路或骑自行车。

(4)家里的书房(或居室)、学校宿舍要布置得整洁干净,不要堆放杂乱无章的无关紧要物品,还要经常开窗通风。

(5)考生在家里的书房或居室,还可放置几盆花木,好似搭建一个"微自然",供应氧气同时过滤掉混浊的空气。如放盆吊兰、仙人掌、君子兰等,还具有一定的心理减压、改善情绪的作用。

温馨提示

如果考生出现较重负荷引起脑力透支,甚至可能患上了"考试综合征",如出现明显的精神疲惫、记忆力减退、反应迟钝、注意力不集中、学习效率降低等情况,除了采取以上综合措施外,可以考虑买一个简易的家用吸氧机,每天吸上几分钟氧气会得到明显改善。

5. 适时喝点咖啡,有助提点精神

首先要注意是"喝点咖啡",并不是喝些咖啡,更不是多喝咖啡。建议在临考前夕,适时、适量地喝点咖啡。

如果经常喝咖啡会成瘾,从而影响睡眠,可能引发头痛,同时由于兴奋中枢神经系统,反而造成注意力、记忆力和思维能力的颠簸动荡下降,起到适得其反的副作用。

"咖啡"一词源自希腊语"Kaweh",是用经过烘焙的咖啡豆制作出来的一种饮料。由于咖啡具有明显的兴奋中枢神经的作用,喝后会使人一时提神醒脑、精神振奋,曾被西方人象征为"力量与热情"的饮料,也逐渐成为我国同学和朋友聚会聊天或是工作超负荷加班时的一种饮品。咖啡与可可和我国的茶,同为当今流行于世界的三大主要饮品。

咖啡中的主要成分咖啡因,主要作用是刺激中枢神经系统、心脏和呼吸系统。适量的咖啡因亦可减轻肌肉疲劳,促进消化液分泌。咖啡因还能促进肾脏功能,有利尿作用,帮助将体内多余的钠离子排出体外。

在咖啡中所含有的挥发性脂肪,会散发出四十种之多的芳香物质,是咖啡香气的主要来源。在咖啡中虽然也含有少量的蛋白质,但其咖啡末的蛋白质在煮咖啡时,多半不会溶出来,因而试图通过喝咖啡来补充蛋白质,是基本不可能的。然而不可否认的是,咖啡中的矿物质含量还是丰富的,如在每 100g 咖啡中磷含量为 170mg、钙 120mg、铁 42mg。又如,在咖啡中维生素含量也是不少的,如维生素 B_2 含量 1.12mg,烟酸 1.5mg。

咖啡在消除身体和大脑疲劳方面,确实见效比较快。因为咖啡因是一种较为柔和的兴奋剂,它可以提高大脑反应的灵敏度、注意力,加速人体的新陈代谢,改善人体的精神状态,从而消除身体和大脑的疲劳。诸多实验研究和人群体验表明,机体一天吸收 300mg 咖啡因,对一个人的机警和情绪都会带来良好的影响。

但是,如果摄取过多的咖啡,会导致咖啡因中毒,可出现症状轻重不一的神经过敏、易怒、焦虑、失眠、心悸、震颤、肌肉抽搐等。

由此提示,考生在复习期间还是尽量不要喝咖啡,避免透支精力。然而,在考试期间的这两三天,尤其是考中一两天的下午,在自我估计可能会出现精神不振的前提下,建议在考试前喝一杯咖啡,预防瞌睡、消除疲劳,帮助提神醒脑、增强思考。在此同时,还可服用几粒复合 B 族维生素,可能会收到更好的提神醒脑效果。

温馨提醒

考生在高考时的一两天早上,可以吃一点纯黑巧克力(最好是可可含量≥70%),可使头脑变得更敏锐,使认知能力得到短期的提高。由诺丁汉大学的科学家研究发现,食用富含黄烷醇的可可能加快大脑一些重要区域的血流速度,而黄烷醇是黑巧克力的一种主要成分。大脑中一些特定区域的血流增加能帮助提高大脑能力,在短时间内使大脑变得更敏锐。

特别提醒：一是不能吃多；二是可以在小考时试试，无效即停。因为在巧克力中同样含有咖啡因，同样会引起副作用。

 专家解读

建议"喝点咖啡"的方法和计量

1. 考生每天如需要喝点咖啡的话，也就是每天喝一杯咖啡即可，而不能多喝以防适得其反；

2. 一杯咖啡的重量约在 15g 左右。一般在超市卖的整盒或整包中，每 1 小条或 1 小包就是这个量；

3. 在冲泡咖啡时不须加白糖、冰糖，而加点前面所说的蜂蜜，则是绝配的相加增效。而且喝起来更加醇香可口一些；

4. 如考生不喜欢喝咖啡，也可以在考前吃点巧克力。可选择可可含量≥70% 的纯黑巧克力比较好；

5. "喝点咖啡"的时间，建议在考试这几天的下午考前 30 分钟左右喝为宜。但是，咖啡与巧克力的作用见效时间有点不同，吃巧克力的见效时间相对长一些；

6. 因人而异，自我试验后定量定方法。

6. 做点穴位按摩，维持头脑清醒

考生在备考期间，由于繁重的学习、复习压力，导致大脑超负荷运转不断加重，以致不少考生不时出现记忆力减退、头晕目眩、注意力涣散等现象。那么如何改善和缓解这些症状呢？可以尝试一些点穴按摩简便方法。通过对头部几个重要穴位的按摩，使在疏通气血、通经活络尤以改善头部血液循环同时，大脑的氧和营养供给处于良好状态，头脑自然清醒起来。因而，建议经常按摩以下 4 个穴位，也许是维持头脑清醒的简效方法。

（1）按摩百会穴 2 分钟左右。百会穴位于头顶正中的最高点，是手足三阳经及督脉阳气交会之处，用手摸就可以找到。按摩这个穴位可以提神醒脑、升举阳气,保持心情舒畅,解除烦恼,消除思想顾虑。中医里称百会穴为诸阳之会,轻轻叩击就可以起到活血通络的作用,使大脑血液循环流畅,大脑压力得以放松。

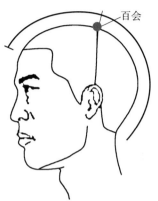

百会穴的按摩方法有很多种,既可以揉按,如用双手拇指或食指叠按于穴位。又可以叩击,通常效果较好的就是叩击法。用掌心或手指轻轻叩击百会穴,缓缓用力,有酸胀感为宜,持续30秒。同时,可做轻柔缓和的环形按揉,反复5次。

注: 当外感风寒出现头疼或休息不好、失眠引起头部胀痛时,叩击百会穴也可以消除头疼感。

（2）按摩风池穴 3 分钟左右。风池穴在颈部以上、枕骨之下,后脑勺发际线位置。通常由于睡得不舒服会觉得颈部以及脑部疼痛感觉,用力揉按几分钟后,这些疼痛感就会逐渐减轻。因为风池穴连接大脑皮层,揉按风池穴使大脑皮层也得到相应的刺激,起到提神醒脑和缓解眼睛疲劳的功效。在按摩这个穴位时要保持身体正直,两手拇指分别置于两侧风池穴,头后仰,拇指环形转动按揉穴位 1 分钟,可感到此处有明显的酸胀感,反复 5 次即可。

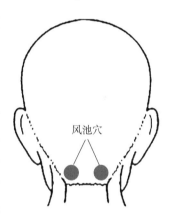

（3）按摩太阳穴 30 秒钟。太阳穴是头部的一个重要穴位,位于眉梢与眼外角连线中点,向后约一横指的凹陷处,即两耳郭前的额头两侧。当我们用脑达到一定的程度后,太阳穴往往就会出现一种酸胀感,这是大脑已经发出了疲劳的信号。这时揉按太阳穴,一方面可以消除酸胀感,另一方面也可以通过揉按刺激大脑,从而可以消除大脑疲劳感,达到提神醒脑的作用。按摩这个太阳穴的方法很简单,即双手拇指或食指

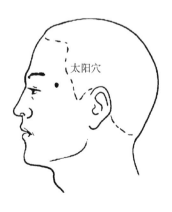

分别置于两侧太阳穴,轻柔缓和地环形转动,感觉酸胀即可,持续 30 秒左右。

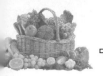

（4）按摩印堂穴 1 分钟。印堂穴位于两个眉毛的中点部位,在《扁鹊神应针灸玉龙经》里称印堂穴为经外奇穴,足以可见印堂穴的重要性,而且经常按摩印堂穴也是有多种功效的。考生由于长时间的繁重学习复习,不仅导致大脑疲劳,而且眼睛也会有种酸痛感。在这个时候可以先闭目养神,然后揉按印堂穴,通常只需一分钟,就会有轻微酸痛感。此时,睁开眼即会发觉眼睛没有之前那

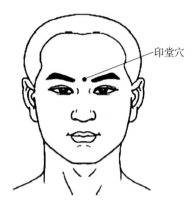

印堂穴

么酸痛了,持续揉按印堂穴,大脑疲劳感就会逐渐减轻,精力也会恢复过来。

 温馨提示

有的考生由于连续长期同一姿势的疲劳作战,引发颈椎部位趋向相应病变的可能,以致颈椎血管压迫大脑血管,由此产生不同程度的头晕目眩、头痛头昏、记忆力下降情况。为此,如果有的考生已经出现以上这些病症状况,并经医生诊断确有颈椎病变的可能,建议购买一个具有相应功效又是品牌的头颈部穴位按摩仪,在家空闲时做做按摩有一定的效果。

7. 做点有氧运动,激发大脑敏捷思维

我们已知,构成大脑的神经细胞的生命活力,是由流经大脑的大量血液中的氧气和营养支撑起来的。大脑的活力,依赖于每天流经大脑的大约 2000L 血液的不间断工作。如用 1.5L 的可乐瓶子来装,大概需要 1330 个瓶子才能装得下。要提供大脑如此大量的血液,就要有功能强大的心脏、肺以及血液循环系统中的其他器官作为基础。

也许,有的家长对考生体育锻炼的态度,似乎还停留在"四肢发达,头脑简单"的陈旧观念上,总是担心锻炼会影响学习成绩。在这些家长看来,足球明星与数学竞赛冠军,貌似是两个截然不同的极端:一个是体力,一个是智力。

但越来越多证据表明,上述观点是错误的。**学生的认知和健康水平,与有氧代谢能力(即心、肺和血管应对剧烈运动的能力)及身体体质指数(体重和身高相关的一个指数)有关。**并且喜爱运动的考生往往学习成绩更优

异,学习能力更强大,因为锻炼可以促进脑细胞之间建立新连接。

在《科学最前沿》的《越运动越聪明》一文中揭示,体育活动可以刺激脑部海马区,而海马区是大脑与记忆有关的一个区域。因而,家长应鼓励考生即使在临考期间也要进行适当体育活动,因为体育活动既可健体也可健脑。

2010 年 5 月,美国加利福尼亚大学洛杉矶分校的生理学家克里斯蒂安·罗伯兹(Christian Roberts)发表了一篇有氧练习有助于提高学习成绩的研究报告。研究人员测试了加利福尼亚州五、七、九年级共计 1989 名在校生跑步时间达不到加州达标线,或是 BMI 值超过国家参考标准的学生,在数学、阅读和语言测验中得分较低;而体能水平较高的学生测验分数较高,并且这些孩子的家长教育背景相近。

为了证明锻炼有助认知,美国佐治亚大学(University of Georgia)的运动学家研究监测了 12 组学生连续参加 6 个月体育活动的情况。研究结论是多走动可以提高智力、创造力和计划性,同时还能提升数学和阅读的能力,即使是短期的动作练习也能增强孩子的注意力。所以说,不仅是体能耐力训练能改善学习表现,只要让孩子在校时多动动就能提高他们的学习能力。

因此,**健康的大脑要吸氧,适当的运动是基础。考生的大脑要高效运转,更要注重做点有氧运动,以激发大脑敏捷的思维。**譬如,考生在学校里除了积极参加课程的体育运动外,还应该见缝插针地做点体育健身类活动。

健康的大脑要平衡,紧张的大脑要缓解,适量的运动才是保持考生大脑活力的最好方法。因为,在进行体育运动时,大脑中兴奋状态逐渐转为抑制状态,使得脑力活动时处于高度兴奋状态的脑细胞得到充分的休息,这样可以非常好地放松,消除大脑疲劳。并且,运动时脑细胞的休息,还能有助于白天用脑过度而夜间失眠的考生更好地入睡。

 什么是"有氧运动"

有氧运动,顾名思义就是在有氧代谢状态下做的一些富有韵律性的运动。在运动过程中,人体吸入的氧气与需求相等,从而使得心(血液循环系统)、肺(呼吸系统)得到充分的有效刺激,提高心、肺功能。从而让全身各组织、器官得到良好的氧气和营养供应,维持最佳的功能状况。有氧运动特点是强度低、有节奏、持续时间较长,如步行、慢跑、骑自行车、韵律操、广播操、健身舞等。

8. 注重心理营养，在喜悦中顺利答题

有个考生的父母亲由于自己学历较低，工作职业又不是太好，因而把希望全部寄托在自己的孩子身上，最大愿望是让孩子考上名牌大学。在父母全身心的培育和激励下，该考生高三的成绩一直处于年级前30名。但是，由于该考生受父母考名牌大学"强迫令"的压力，因为考前焦虑而发挥失常，只考过了专科的录取分数线。而另一个考生平时成绩一直处在年级前150名左右，他的父母，虽然学历高但对孩子的教育并不强求。甚至临近高考，还常常在家里与孩子一起看电视新闻，或是争论社会哲理、伦理的话题。考生自己也若无其事的没有把高考当回事，常常去打篮球。高考前，父亲只说了这样一句话："碰到做不出的题目就不要做了，该放的就放，'外星人'马云还不是比许多科学家还厉害。"结果该考生考出了高分，顺利轻松地跨进了名牌大学的门。

以上两个例子充分表明，**考生心理的焦虑和压力会压垮一切，甚至会压得高考成绩一败涂地。如果能卸下重重压力，考试时自然能做到轻松自在、思维流畅。**其实，这些在考生身上出现的"心理营养"方面的正反例子，在每年的高考中屡见不鲜、举不胜举。

"心理营养"是相对于"物质营养"来说的，是指考生在不同的学习和成长阶段，他们精神方面的心理需求。如被接纳，被认可，被赞美，被尊重，被羡慕等。还包括不同年龄、不同性别、不同个性心理成长的规律。而这些隐性的元素，不同的性格特征在各个阶段被满足的情况不一，形成迥然有别的个性差异。

心理营养对考生的健康成长道路，有着与物质营养同样重要的作用。而这种与生活的质量和品位息息相关的东西，主要来自各方面的呵护、关照和爱。譬如，他们在少年时期，除了以上关爱外，还有老师、同学、好友、社会氛围赋予的爱意和成长条件，各种帮助、矫正、信任、支持、鼓励、荣誉、友情、亲情等都是有益的精神"营养素"。

总之，**要是说食物营养是影响考生健康发育和大脑学习的基材，适量运动是影响考生健康发育和大脑学习的器材，则心理营养是影响考生健康发育和大脑学习的开关。**因为世界上唯一有价值的东西，就是一个人充满活力的灵魂，它是左右人生一切发展方向的风帆。如果考生有积极的情绪体验，拥有良好的心理营养，就会在轻松喜悦中完美答题，取得优异的高考

成绩。

9. 确保充足睡眠, 在美梦中养脑益智

睡眠, 通常占人生生命里程 1/3 的时间。睡好一整夜, 振奋一整天。一夜失眠, 十天不醒, 这是大家的共同体验。由此及彼, 睡眠对各类人群的健康、心理以及学习生活和工作能力的影响都是极大的, 尤其是对考生, 睡眠质量直接影响到每天的学习、记忆、思维乃至最终的高考成绩是无可争议的事实。

睡眠可使机体的精力和体力得到恢复, 有助于保持睡眠后良好的觉醒状态, 使大脑随时处于准备接受体内外信息刺激的状态。因此, 在维持大脑有效劳动方面, 睡眠与食物、水和氧气一样的重要。

诸多研究表明, 人的大脑皮质细胞具有高度的反应性和复杂的功能活动, 它需要丰富的营养。但大脑本身缺乏储备营养物质的能力, 所以特别的脆弱。而睡眠能保护大脑皮质的神经细胞, 维护皮质细胞这种高度分化的组织功能, 有利于防止大脑皮质严重的损伤。

有关通过睡眠改善记忆力的研究颇多。德国图宾根大学的一项"经颅直接电流刺激法"研究, 招募了一群志愿者到他的睡眠实验室, 让他们背下一组单词后直接入睡。尽管所有的睡眠都能提升记忆力, 然而一些实验表明对事物和数据的记忆能力与深层睡眠联系紧密。受此启发, 研究人员等到每名志愿者都进入深层睡眠后, 将电极连接到他们的大脑前区促进更深层次的睡眠, 接着唤醒让他们回忆背诵的单词组。研究结果, 接受电流刺激后达到深层睡眠的志愿者, 他们记住了更多的单词。

美国纽约大学的华人科学家一项研究成果, 破解了其中奥秘。即当人进入深度睡眠时, 大脑神经元会长出新的突触, 加强神经元之间的联系, 从而巩固和加强记忆。也就是说, 良好的睡眠能帮助考生巩固学习的知识, 增强长时间记忆。同时, 也提醒家长和老师, 如果让考生牺牲睡眠来学习, 考生根本记不住这些知识。睡, 是为了更好地学习, 而不是浪费时间。

专家箴言

每个历尽十年寒窗的考生, 要想把平时苦读中装在脑子里的全部知识, 一字不漏地填在考卷上, 就得根据自己大脑生理律动取向, 梳理

一下喝点水、补点维生素 C、供点氧等方法对策,适时适量,用对用当,才有助于在考试中保持清醒头脑的敏捷思维和明快答题。

——北京市营养学会理事　顾中一营养师

 专家解读改善睡眠的其他妙法

（1）玫瑰花香中的睡眠。考生尽管在备考、临考的学习复习期间,还是要安排规律的睡眠,在良好的环境中充足的睡眠,如在玫瑰花香的环抱中睡眠,更有利于增强大脑的记忆力。根据《科学最前沿》的一项研究表明,在玫瑰花香中进入睡眠最深阶段的志愿者,能够记住更多的信息,这说明香味激活了与记忆相关的大脑海马区。

（2）改善睡眠的音乐疗法。音乐也可有效改善睡眠,这是基于音乐可以优化人类的大脑脑电波的缘故。为了改善考生睡眠质量,可以根据不同需求爱好,选择相应的改善睡眠方面的音乐,通过心灵安慰引导出更香甜的睡眠。考生通过在轻松舒适的音乐中入睡,进一步放松和舒缓大脑,在白天的学习复习中才能拥有更丰富的想象力、记忆力。

> 各种保健食品所具有的特定功能,大多是针对特定的亚健康人群,选对了才起点作用。因而,化学合成的那些营养补充剂不能完全代替人们从平衡膳食中获得的营养,要获得全面的营养首先要做到合理的平衡膳食。
>
> ——亚洲营养学会前秘书长、中国营养学会前任理事长　顾景范

10　保健食品,考生到底要不要

1. 究竟什么是保健食品

目前,国内外对保健食品的概念尚无统一的定论。保健食品的称谓,也不尽相同。在欧美各国被称为"健康食品",在日本被称为"功能食品",有的称为营养食品、疗效食品、营养保健品、营养补充剂等。在我国称为"保健食品"。国家食品药品监督管理局对其严格定义,即指声称具有特定保健功能或者以补充维生素、矿物质为目的的食品。即适宜于特定人群食用,具有调节机体功能,不以治疗疾病为目的,并且对人体不产生任何急性、亚急性或者慢性危害的食品。

保健食品与一般食品、药品的区别,在于保健食品含有一定量的功效成分,能调节人体的功能,具有特定的功效,适用于特定人群。一般食品不具备特定功能,无特定的人群食用范围。保健食品不能直接用于治疗疾病,它是人体机理调节剂、营养补充剂,而药品是直接用于治疗疾病。

保健食品按功能分为:人体机理调节型、延年益寿型、减肥型、辅助治疗型、其他营养型等。无论是哪种类型,它都有出自保健目的、不能速效的、但长时间服用可使人受益的特征。

至于保健食品的保健功能有其特别规定,在国家的《保健食品检验与评审技术规范》中规定的保健食品的申报功能,设定了增强免疫力、辅助降血糖、辅助改善记忆、缓解视疲劳、改善睡眠、提高缺氧耐受力、改善生长发

育、改善营养性贫血、调节肠道菌群、促进消化、对胃黏膜损伤有辅助保护功能等共 27 项功能。在此以外,不准称为保健食品。国家食物药品监督管理总局颁布并于 2016 年 7 月 1 日实施的《保健食品注册与备案管理办法》中,保健食品的说明书应当包括产品名称、原料、辅料、功效成分或者标志性成分及含量、适宜人群、不适宜人群、保健功能、食用量及食用方法、规格、贮藏方法、保质期、注意事项等内容及相关制定依据和说明等。

由此可见,保健食品是食品的一个种类,具有一般食品的共性,能调节人体的功能,适用于特定人群食用,但不能治疗疾病。

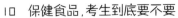

"保健食品"新规

根据《保健食品注册与备案管理办法》,消费者可以通过产品对应编号来区分这两类产品。国产保健食品备案号格式为:食健备 G+4 位年代号 +2 位省级行政区域代码 +6 位顺序编号;进口保健食品备案号格式为:食健备 J+4 位年代号 +00+6 位顺序编号。国产保健食品注册号格式为:国食健注 G+4 位年代号 +4 位顺序号;进口保健食品注册号格式为:国食健注 J+4 位年代号 +4 位顺序号。

有备案制和注册制两类保健食品。消费者如果想查询购买的保健食品是否为经过国家核准的正规产品,只要登录国家食品药品监督管理总局的网站(http://www.sda.gov.cn)即可了解。

2. 揭开保健食品的神秘面纱

保健食品既是食品又区别于普通食品,它所具有的特定功效只适用于特定人群。保健食品虽然对治疗疾病有一定的辅助疗效,但又不是药品且不以治疗疾病为目的。保健食品有以下 5 点基本特征。

(1)保健食品是食品而不是药品。保健食品可以是药食同源的食品,但不以治疗为目的。保健食品重在调节机体环境的平衡,增强机体的免疫力,达到保健康复的作用。所以,保健食品具有食品的营养性、安全性、感官性等特点。

(2)保健食品必须有特定的保健功能。这是保健食品和一般食品的区别。目前,国家食品药品管理总局公布受理的保健食品按照功能划分为 27 种,如增强免疫力、辅助改善记忆、缓解视疲劳、提高缺氧耐受力、改善营养性贫血等。其功能必须是明确具体的，且经过必要的动物和人群试验证明有效。

（3）保健食品有特定的适用人群。一般食品适合各类人群食用，而保健食品因具有特定的保健功能，只适用于特定的人群。如增强免疫力的保健食品，适宜于免疫力低下的人群；辅助改善记忆的保健食品，适宜于需要改善记忆的人群。

（4）保健食品的产品具有特殊的属性。保健食品的产品属性既可以是传统的食品属性，也可以是胶囊、片剂等类似药品的属性。目前我国市场上的保健食品，以胶囊、片剂为多。

（5）保健食品并非独一无二的。几乎所有保健品中包含的成分，都是不饱和脂肪酸、维生素、微量元素、脑磷脂、植物多糖这些营养成分。实际上，这些营养成分都可以通过正常的饮食在体内合成。况且，保健食品仅仅是对人体起到一定调理作用，因而服用后的效果也因人而异，并非人人见效。

 何谓"药食同源"

中国中医学自古以来就有"药食同源"（又称为"医食同源"）理论。这一理论认为：许多食物既是食物也是药物，食物和药物一样能够防治疾病。在古代社会中，人们在寻找食物的过程中发现了各种食物和药物的性味和功效，认识到许多食物可以药用，许多药物也可以食用，两者之间很难严格区分。目前共有101种药品被列入了药食同源名单，包括山药、山楂、白果、杏仁（苦、甜）、枸杞子、桃仁、桑葚、玫瑰花、酸枣仁等。

3. 保健食品各有特点，选对了才有些作用

如果家长确实愿意给孩子吃一些补脑方面的保健食品，那么首先一定要了解这个保健食品的成分是什么，它真正补脑的功能是什么。另外，它是由什么样的厂家生产的，是否经过相关部门的批准。还要明白，即使是补脑方面的保健食品，也并不是对所有的考生都有效的。梳理一下可能有助考生益脑的保健食品，大体上有以下几类。

（1）不饱和脂肪酸类保健品。主要补充 ω-3 多不饱和脂肪酸（DHA、EPA），这类产品以各种深海鱼油类为主，大部分都打着"促思维、增记忆"的宣传口号。DHA 的中文名称是二十二碳六烯酸，号称"脑黄金"，它的确是

大脑生长必不可少的一类营养物质，从理论上讲，可以改善大脑的功能，防止大脑衰老。但正常人是不需要特殊摄入 DHA 的，也没有大量研究数据表明服用后可以提高智商甚至提高考试成绩。

一般金枪鱼、金花鱼、秋刀鱼、沙丁鱼等深海鱼就含有丰富的 DHA。同时，这些鱼油中的有效成分需要和多种营养素共同作用，才能被人体吸收。有不少考生吃了过多鱼油，还出现了恶心、呕吐、腹泻等不良反应。与其吃各种各样的鱼油，还不如吃一条深海鱼来得实在。

（2）补充大脑营养类保健品。

1）脂类。除了上面的不饱和脂肪酸类保健品，还有卵磷脂类保健品。卵磷脂是神经系统乙酰胆碱信息传递时的必需物质，在促进大脑发育、增强记忆力方面发挥着重要作用，长期补充卵磷脂可以减缓记忆力衰退，预防或推迟老年痴呆发生等。然而，在蛋黄、大豆、鱼头、芝麻、蘑菇、谷类、小鱼、动物肝脏、鳗鱼、红花籽油、玉米油、葵花籽、香蕉等食物中都含有一定量的卵磷脂。当然，补充一些富含卵磷脂的保健品不过是简便一些而已，真正产生效果还得由其他有关营养素配合。

2）蛋白质和氨基酸类。如蛋白质粉，一般是采用提纯的大豆蛋白或酪蛋白或乳清蛋白或上述几种蛋白的组合体构成的粉剂，其用途是为缺乏蛋白质的个体补充蛋白质。对于处于生长发育阶段的青少年，可以适量补充点优质的乳清蛋白质粉一类。但是，注重合理膳食和均衡营养的考生，应主要通过合理膳食获得生理所需的蛋白质。如额外过多补充，会对肝脏、肾脏造成负担，直至伤害这些器官诱发相应疾病。

3）钙补充剂。虽然牛奶、乳酪等乳制品是摄取钙质的最主要来源，但是，天然含钙量高的食物，往往同时含有会提高钙质流失的磷，乳制品也不例外，故存在于天然食物中的钙，并不像预期的那样容易被吸收。一般考生每天钙的生理需要量在 850mg 左右，因而额外补充适量的"不含磷质"的钙还是需要的。但是，注重适量多样、均衡营养的膳食结构，再加上一杯牛奶（约 250ml），一天的钙生理需要量基本上就达到了。

4）复合维生素、微量元素制剂。在市面上的各种复合维生素、微量元素制剂，往往也是考生们的"宠儿"。当然，这类产品每天适量吃一些是可以的，但一定要严格按照包装上的说明来吃。一般的复合维生素保健食品，吃"说明书"上要求的一半量也就可以了，剩余的一半或更多的量，从日常的食物多样、均衡适量的膳食中补充更好。

（3）抗疲劳保健品。

1）补充能量和蛋白质的。通过补充所消耗的营养素来达到维持机体正常生理功能、解除疲劳的目的。此类保健品常常含有蛋白质、氨基酸、多糖、辅酶 Q_{10} 等有效成分。

2）补充人体必需的维生素和微量元素。摄入含有维生素和微量元素的保健食品，可能会有效缓解疲劳。目前，市场上销售的抗疲劳保健品中常见的维生素及微量元素主要有：B 族维生素、维生素 C、维生素 E、钾、铁、锌、镁、锰等。

3）加速代谢。通过提高机体各器官特别是循环系统的功能，加速体内物质代谢的清除、排出以达到抗疲劳目的。常见的保健成分主要有牛磺酸、总黄酮、总皂苷、烟酰胺、红景天苷、茶多酚等。

4. 脑保健品，仅仅适用于大脑亚健康人群

大脑是人体的"司令部"，大脑健康的标准表现为睡眠好、反应好、气色好、行为好、表达能力好、参与能力好，只有满足这 6 大标准的大脑才是健康的。**考生如果常常表现疲劳，自我感觉心情差、四肢乏力、记忆力差，反应能力、适应力减退等，就应该先到医院接受检查诊治，如果查不出器质性的病变，考虑可能是脑功能处于亚健康状态。**

几年前，在药品市场上曾出现过一种宣传声称"促思维、增记忆"的口服液药物。吸引了当时很多中、高考的考生竞相购买使用。国内部分药学专家就曾撰文指出，该药物是一种"脑代谢及循环改善剂"，临床上主要用于老年痴呆、记忆力丧失等大脑功能性疾病。由于这些药品存在诸多副作用，切不能让正在生长发育和智力发展的中、高考生盲目使用。

临床上促进脑部血液循环类药物或保健制剂，如长春西汀、乙酰左旋肉碱、银杏提取物以及一些复方的健脑类保健食品，基本上都属于治疗脑血管疾病的脑代谢及循环改善剂，大多属于国家明文规定的处方类药物，自然就不是可以随意乱用的"聪明药"。

另一方面，有些药物能提高大脑皮层兴奋程度，可以促进思维的活跃。考生如果服用了市面上有些补脑保健品后，立即感到头脑清醒、思维活跃、学习效率提高，其中可能是含有促进中枢神经兴奋的成分，这和真正意义上的"补脑"不相符，还会在不知不觉中产生一些副作用。

因此，市场上销售的大多脑保健食品，仅仅适应于以上描述的有关大脑

亚健康的考生，如果中、高考生仅仅由于功课紧张、学习压力产生了一些心理压力，并不完全需要补充这些脑保健食品。

5. 健康的大脑拒绝"补脑药"

在我国对保健食品规定的27种功能范围中，其中有一项就是辅助改善记忆，而仅仅"辅助"并不能说明可以增强记忆力。现在市场上凡与改善记忆功能沾上边的保健食品，通常被称为"益智食品"或"健脑食品"。这些保健食品包括营养全面的高蛋白、维生素强化、赖氨酸、钙、锌、铁、磷脂等食品，还有号称"脑黄金"的二十二碳六烯酸（DHA）食品等。有关疑惑与专家提醒如下。

（1）DHA、EPA 可以营养青少年的大脑吗

各式各样的深海鱼油是时下最为时髦的补脑保健品，大部分都打着"促思维、增记忆"的宣传口号。这类产品的主要成分是不饱和脂肪酸（DHA、EPA），研究发现不饱和脂肪酸对神经系统发育及脑细胞的生长的确有一定的作用，但大脑在2~3岁时便已发育完全，脑发育结束后服用并未见有多大效果。

专家提醒：不饱和脂肪酸类脑保健品——针对儿童少年服用也许为时太晚。

（2）增强记忆型脑保健品真的能增强记忆力吗

记忆是一种非常复杂的生理过程，综合国内外多年的研究，目前的药物只能稍有改善，而没有明显的增强或促进记忆作用。能改善记忆也只是根据动物试验或是志愿者样本人群的观察得出的结果，认为用这些保健品对大脑记忆有一定的改善作用。众多权威研究报告，都没有说任何脑保健食品具有什么"回天之力"的神效。

专家提醒：增强记忆型脑保健品——改善记忆功效大多微乎其微。

（3）提高大脑兴奋度的脑保健品可以使大脑持久清醒吗

这类保健品中有的含有促进中枢神经兴奋的成分，考生服用后可能暂时出现大脑很清醒的感觉，但这只是权宜之计，和真正意义上的"补脑"大相径庭。服用这类脑保健品同食用咖啡的效果是一样的，只能使大脑暂时兴奋，在大脑兴奋过后会感觉更加疲劳。

专家提醒：提高大脑兴奋度的脑保健品——兴奋过后更疲劳。

（4）缓解疲劳的脑保健品会让我们的大脑轻轻松松吗

市场上还有一些脑保健品声称能够缓解大脑疲劳和紧张。事实上，目前国家批准的抗疲劳保健食品并不仅仅是针对脑力疲劳的。其功能效果的

实验都是根据体力疲劳来做的，如游泳实验、爬杆实验等。还有抗氧化保健食品，也不是针对智力认知这一方面来说的。

专家提醒您：缓解疲劳的脑保健品——可以减轻体力疲劳而无法缓解脑力疲劳。

总之，注重均衡营养的合理膳食、适量的体育活动等，正确引导考生把握科学的学习方法，再加上老师及家长适时的心理疏导远比保健食品重要。

6. 考生营养，并不需要保健食品

考生的中考、高考，是一个检验平时学习能力、基础知识积累、记忆能力和思考思维等的综合考核过程。在中考、高考复习期间的考生，由于学业负重加大，难免精神紧张，导致睡眠和休息时间不足，很可能引起身体疲惫和免疫力下降。然而，在这个过程中，通过短期内突击性补充体力或脑力的保健食品的效果并不大。

对于正处在中、高考特殊时期的考生，如果实在要补的话，在均衡营养的食补为主前提下，适量补充点相对应的保健品足矣。过多地、盲目地服用各种保健品，很可能适得其反，而一旦出现副作用后悔莫及。如一些提神醒脑保健食品，如果长期服用不但不能帮助考生提高学习效率，反而会产生依赖性，导致失眠不安、心跳加速等不良后果。以下 3 点看法提供大家思辨。

（1）考前大补未必是好事。营养就像知识，都需要平时的积累与沉淀。**而保健品并不是"万能药"，也不是适合所有体质的考生。即使是商家声称非常滋补体力或脑力的保健食品，也要因人、因体质而异。**尤其是对于身体虚弱的考生，不要过分依赖"健脑醒神""迅速提升体力"等方面的保健食品。

案例 1：随着中考临近，小宇妈妈给他准备了一些考前保健品。自从小宇吃了妈妈买的保健品，就一直有厌食心理，见到什么东西都想吐，思维也不如以前那般敏捷了，身体开始横向发展，光润的脸庞也被青春痘迅速占领。妈妈陪同小宇到医院看病，听了医生的话，才知道这都是吃保健品的副作用。

（2）"补脑神药"多半是安慰。"天才在于勤奋，智慧在于积累。"不付出辛勤的劳动，不刻苦学习，只想依靠服用"补脑神药"来提高学习成绩，是不现实

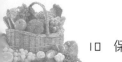

的。**虽然,考生的成绩与先天遗传因素有关,但与后天的努力学习和均衡营养更分不开。**"高考状元"肯定是聪明又用功、膳食重营养的学生,绝对不是服用"脑保健品"的结果。常言道:"状元出寒门"。古今中外,许多优秀的人才,出身于贫困之家,在他们的幼年时候,连温饱都成问题,哪里有"脑保健品"呢?

> **案例2:**在江苏盐城地区,有一个只有300多人的小乡村,出了36名大学生,其中有些还是北大、清华的学子。他们的家境不富裕,高考时从来没有吃过"脑保健品"。无数事实证明,服用"补脑保健品"和学习成绩没有必然的联系,与人才、天才更无"瓜葛"。

（3）考前突击补充营养品犹如饮鸩止渴。**多不饱和脂肪酸中的 DHA、EPA 等成分对于大脑的发育"有功",但只有长期、适量从食物中摄入的才是最健脑的。**如果仅仅是短期内服用健脑保健品很难起到什么明显效果。个别脑保健品宣传声称具有立即提高记忆力、缓解脑部疲劳的作用,只不过是商家夸夸其谈而已,一旦上当受骗,则结果无法挽回。

> **案例3:**小江在紧张的备考中有疲惫感,该记的东西记不住,思维迟钝。惊慌失措的小江妈妈当机立断的给予增强记忆的保健品,但小江吃了并没见什么效果。这是因为小江并不是大脑出了问题,而是大脑在高速运转状况下,耗氧量大,导致供氧不足,缺氧的大脑引发记忆障碍。此时,最重要的是适当休息、运动,放松心情。

考生如果一直在服用正规企业生产的,自认为有助增加体力或增进记忆又无副作用的保健食品,也不用突然停掉,仍然可适量继续服用。否则,会造成心理影响甚至消化系统功能紊乱。

7. 均衡营养,才是大脑最好的"保健食品"

为什么说均衡营养,才是大脑最好的"保健食品"呢? 这其实是个富含哲理的浅显道理,各种天然食物,是人类赖以生存和发展的根基。在此,梳理与归纳下本书前面几章中一些简明扼要的、核心或精髓的东西,也许会让大家在迷惘中有所觉醒。

每个人体都是由各个系统组成的,如消化系统、呼吸系统、生殖系统等。每个系统又是由各个器官组成的,如消化系统由口腔、胃、肠等组成。每个器官又是由各个组织"零配件"组成的,如口腔由黏膜层、黏膜下层、肌层、浆膜层等组成。每个"零配件"又是由各个细胞组成的,如胃由上皮细胞、壁细胞、胃酶细胞等组成。组成人体的细胞总共有100余万亿个,每个细胞的生命活力即来自日常膳食中的各种营养素。

人体就是由各种营养素构成的。根据生命医学科学的基本估算,如以一个十五六岁的少年为例,其中的蛋白质约占17.5%,脂肪占15.0%,碳水化合物占0.8%,维生素占1.0%,矿物质占4.7%,水占61.0%。如这个少年的体重是46kg,则身体所含各种营养素重量相当于水28.06kg,蛋白质8.05kg,脂肪6.90kg,碳水化合物0.37kg,矿物质2.16kg,维生素0.46kg。

如对于一个十五六岁的男生来说,需要多少营养才符合他的健康发育要求呢?一般他每天生理需求量为能量2900kcal、蛋白质75g、钙800mg、锌11.5mg、维生素A 820μg,维生素$B_1$1.6mg,维生素C100mg等。如何去精确计算每天摄食中各种营养素的量,以满足这些基本标准量的需求呢?可以随手请个"营养师",即在手机或电脑上搜索一下有关营养网站,把当天吃各种食物的量,做个加减乘除算术题,就可以基本了解每天的膳食结构营养与否了。

假如既不会浏览网站,又不会做算术题,也不用着急。有一个简单的估算办法,即**每天摄入各种食物的量,相当于主食350g左右(包括杂粮、杂豆、薯类),蔬菜瓜果750g左右(其中一半应是深绿、深紫、深黄等深色的蔬菜和水果),畜肉、鱼虾、蛋等各60g左右,大豆或豆制品和坚果50g左右,再加上一杯牛奶(约250ml),其中使用烹调油25~30g,食盐不超过5g(包括酱油、味精、腌菜、腐乳中含的盐)**。当然,这个基本的食物摄入量,根据不同身高、体重,不同的体力劳动,不同的消化吸收情况都是有所不同的。其中一个基本原则,就是要求每天的食谱尽可能地做到主食搭配、荤素搭配、粗细搭配、色泽搭配、水陆搭配、多样搭配6个搭配,食物种类在12种以上,当然在25种以上更好。

以上所说的是一个十五六岁的一般男生的每天食物摄入量。而对于一个同等年龄的考生来说,由于他们正处中、高考的紧张学习期间,还得考虑他们过重脑力劳动的营养特殊需要。也就是要在这个基本量基础上,注重适量增加点优质蛋白、"好"脂肪的摄入,注重摄入有助增强大脑记忆力、注意力集中、减缓大脑压力等方面的食物,这才是确保考生大脑需求的最好"保健食品"。并且,这个"保健食品"既持续有效,又无任何副作用。

 专家箴言

不要过高估计增强免疫力、改善记忆等保健食品的效果。因为它们毕竟不是药物,没有治疗作用,也没有迅速改善大脑学习的神效。当然,根据你自身情况,在食物尚未满足需要情况下,选对吃对相应的保健食品,对考生提增大脑功效可能有所帮助。

——中国农业大学食品学院　范志红教授

 专家解读

如何了解你大脑的疲劳程度

你有以下状况发生吗?

1. 早晨醒来懒得起床。

2. 走路抬不起腿。

3. 不想参加社交活动。

4. 懒得讲话,自觉有气无力。

5. 时常呆想发愣。

6. 说话、写文章时常出错。

7. 记忆力下降。

8. 提不起精神。

9. 口苦、无味、食欲差。

10. 吸烟、饮酒的嗜好有增无减。

11. 耳鸣、头昏、目眩、眼前冒金星、烦躁、易怒。

12. 眼睛疲劳。

13. 下肢沉重。

14. 入睡困难,易醒多梦。

15. 打盹不止。

有上述 2~4 项情况时,说明你的大脑轻微疲劳;有 5 项以上是重度疲劳。

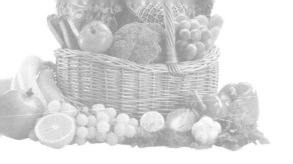

11 临考 30 天营养食谱实例

　　该 30 例食谱,是为 14~17 岁中、高考生设计的 30 天营养食谱。每天设计与编制的营养食谱,由 45 种左右的家庭常用天然食材组成,营养素种类和均衡性评价等级为优秀的有 11 例,良好的有 19 例。

　　每天的营养套餐食谱由主食类、菜肴类、饮料类等 15~16 个成品组成。组成每个成品的各种食材都有相应的计量克数。大多成品作了简明扼要的加工制作方法简介。

　　如果把每一天考生营养食谱的食材数量乘以 3,即是一家三口的全家营养美餐了。

　　注:食谱中使用各种食物材料的重量,均指毛重,即包括如肉的骨头、菜的蒂,水果的核等不可食的重量。

　　想要了解相关菜品的加工制作要点,可扫描各套餐下面的二维码。

 温馨提示

　　现在市场上可以买到家用的厨房秤。这种厨房秤的计量以克为单位,一般称重量为 0.1 克至 5000 克(5 公斤)。计量比较精准,还有去皮、单位转换等功能,使用很简便。建议用这种厨房秤对每天所吃的各种食材进行称重,以了解一天的膳食结构是否能达到营养餐的基本要求。

1 号套餐食谱

 带量食谱简介

早餐

1. 山药枸杞粥：粳米 25g、糯米 10g、山药 35g、桂圆肉 2g、枸杞子 1g。
2. 素菜包子 1 个：面粉 35g、青菜 20g、豆腐干 10g、香菇 2g。
3. 五彩菠菜：菠菜 65g、鸡蛋 30g、核桃肉仁 10g、冬笋 20g、黑木耳 1g。
4. 燕麦浆 1 杯：260ml（燕麦 20g）。
5. 水果 1 个：橙子 130g。

午餐

1. 米饭：粳米 135g。
2. 五福虾仁：虾仁 40g、小香干 25g、鲜豌豆 20g、核桃肉 15g、胡萝卜 10g。
3. 芹菜三丝：芹菜 120g、肉丝 25g、金针菇 15g、红椒 1g。
4. 丝瓜小炒：丝瓜 120g、油面筋 15g、鱼干 3g、枸杞子 1g。
5. 小排冬瓜汤：小排 40g、冬瓜 30g、榨菜 10g、黑子耳 1g。

晚餐

1. 红薯米饭：粳米 130g、红薯 35g。
2. 鲳鱼蒸豆腐：鲳鱼 65g、豆腐 50g、小香菇 1g、鲜红椒和葱姜蒜各 2g。
3. 蒜香茼蒿：茼蒿 120g、百合 10g、枸杞子 2g、蒜末 5g。
4. 西湖牛肉羹：草菇 20g、牛肉 15g、香菜 2g、鸡蛋 5g。
5. 牛奶 1 杯：250ml。
6. 水果 1 份：香蕉 60g、木瓜 60g。

 食谱营养评价

● 在本例营养食谱中，三大产能营养素占供能比，分别为蛋白质占 15.2%、脂肪占 26.2%、碳水化合物占 58.5%。在全天食谱中优质蛋白占 49.5%，其中动物蛋白占 73.0%，豆类蛋白占 27.0%。在该食谱中，由水产类、坚果类以及大豆类等富含多不饱和脂肪酸的食物提供的脂肪有 16.5g，占脂肪供给总量的 33.0% 左右（其中烹调油提供脂肪不列入统计）。

● 该食谱中钙、铁、锌、维生素 A、维生素 B_1、维生素 B_2、维生素 C 等微

量营养素的供给量,含量最低的是维生素 A,占建议供给量 90.5%;含量最高的是铁,占建议供给量的 158.0%;平均为 123.0% 左右。

● 经过对本食谱的营养综合分析评价,该套食谱的营养供给量与考生生理需求量的均衡性评价结果,达到良好等级。

本套餐中主要几个菜肴的加工制作要点,请扫描下方二维码了解。

2 号套餐食谱

 带量食谱简介

早餐

1. 三鲜饺子：面粉 45g、鸡肉 25g、虾仁 10g、海参 2g。
2. 葛根煎饼：葛根粉 30g、鸡蛋 20g、香葱 2g、黑芝麻 1g。
3. 清拌金针菇：金针菇 40g、香菜 5g。
4. 核桃豆浆：260ml（大豆 10g、核桃仁 10g、薏米 5g）。
5. 水果 1 个：梨 130g。

午餐

1. 米饭：粳米 150g。
2. 肉末蒸蛋：猪肉 30g，鸡蛋 30g，香葱 1g。
3. 番茄炖豆腐：番茄 80g、豆腐 50g、小蘑菇（或小香菇）5g。
4. 葫芦炒肉片：西葫芦 135g、猪肉 25g、黑木耳 1g、虾皮 1g。
5. 鸡肉粉丝汤：鸡肉 10g、粉丝 10g、小白菜 20g、枸杞 1g。

晚餐

1. 玉米饭：粳米 130g、玉米粒 20g、红枣 10g。
2. 清蒸带鱼：带鱼 65g，红椒、姜、葱各适量。
3. 牛肉烩三丝：牛肉 30g、韭黄（芽）15g、小香干 10g、香菇丝 5g。
4. 鸭血油菜汤：小青菜 35g、鸭血 15g、白果 5g、葱姜各 2g。
5. 酸牛奶 1 杯：250ml。
6. 水果 1 份：柑橘 50g、苹果 60g。

食谱营养评价

● 本例营养食谱中，三大产能营养素占供能比，分别为蛋白质占 15.5%、脂肪占 24.5%、碳水化合物占 60.0%。在全天食谱中优质蛋白占 59.0%，其中动物蛋白占 76.5%，豆类蛋白占 23.5%。在该食谱中，由水产类、坚果类以及大豆类等富含多不饱和脂肪酸的食物提供的脂肪为 12.5g，占供给脂肪总量的 35% 以上（其中烹调油提供脂肪不列入统计）。

● 食谱中钙、铁、锌、维生素 A、维生素 B_1、维生素 B_2、维生素 C 等微量营养素的供给量，含量最低的是钙，占建议供给量 86.0%；含量最高的是铁，占建议供给量的 146.0%；平均为 105.0% 左右。

● 经过对本食谱的营养综合分析评价，该套食谱的营养供给量与考生生理需求量的均衡性评价结果，达到优秀等级。

本套餐中主要几个菜肴的加工制作要点，请扫描下方二维码了解。

3 号套餐食谱

🍓 **带量食谱简介**

🍊 **早餐**

1. 芹菜面饼:面粉 30g、鸡蛋 30g、芹菜 15g、枸杞子 1g。

2. 玉米方糕:米粉 20g,玉米粉 20g,枣泥 20g、核桃肉 10g。

3. 小菜 1 碟:芹菜茎 45g、花生 20g、鲜香菇 10g。

4. 牛奶 1 杯:250ml。

5. 水果 1 个:猕猴桃 100g。

🍋 **午餐**

1. 米饭:粳米 135g。

2. 清蒸贡丸:猪肉 25g、鸡肉 25g、荸荠 20g、小菌菇 2g。

3. 山药鱼片:黑鱼 60g、山药 100g、雪里蕻 15g、鲜红椒 10g。

4. 松子菠菜:菠菜 90g、香干 15g、松子仁 2g。

5. 笋尖鸭汤:鸭肉 10g、竹笋 20g、虾皮 2g、香菜 5g。

🍊 **晚餐**

1. 花豆米饭:粳米 110g、糯米 20g、花豆 15g。

2. 芹香墨鱼:墨鱼 45g、西芹 30g、洋葱 10g、百合 10g、胡萝卜 5g。

3. 糖醋排骨:肋排 60g、姜丝 10g、葱段 8g、香菜 1g。

4. 文思豆腐:豆腐 85g、香菇丝 5g、笋丝 15g、油菜叶 10g。

5. 燕麦薏米浆:260ml(燕麦 15g、核桃肉 10g、薏米 5g、红枣 5g)。

6. 水果 1 份:圣女果 50g、菠萝 70g。

🍓 **食谱营养评价**

● 本例营养食谱中,三大产能营养素占供能比,分别为蛋白质占 15.2%、脂肪占 29.0%、碳水化合物占 55.5%。在全天食谱中优质蛋白占 53.0%,其中动物蛋白占 75.0%,豆类蛋白占 25.0%。在该食谱中,由水产类、坚果类以及大豆类等富含多不饱和脂肪酸的食物提供的脂肪为 25.0g,占供给脂肪总量达 44.0%(其中烹调油提供脂肪不列入统计)。

● 该食谱中钙、铁、锌、维生素 A、维生素 B_1、维生素 B_2、维生素 C 等微量营养素的供给量,含量最低的是钙,占建议供给量 95.5%;含量最高的是

锌,占建议供给量的 153.0%;平均为 115.0% 左右。

● 经过对本食谱的营养综合分析评价,该套食谱的营养供给量与考生生理需求量的均衡性评价结果,达到优秀等级。

本套餐中主要几个菜肴的加工制作要点,请扫描下方二维码了解。

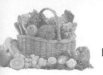
 4 号套餐食谱

 带量食谱简介

 早餐

1. 血糯莲子粥：血糯米 30g、干莲子 20g、桂圆 8g、红枣 8g。
2. 洋葱牛肉饼：牛肉糜 10g、洋葱 30g、鸡蛋 20g、果酱 20g。
3. 黄瓜拌小菜：黄瓜丁 50g、煮花生 20g、香干丁 10g。
4. 燕麦小米发糕：小米 30g、燕麦 15g、葡萄干 5g、枸杞子 1g。
5. 水果 1 份：提子 100g。

 午餐

1. 米饭：粳米 150g。
2. 黑鱼片小炒：黑鱼 70g、圆椒 50g、胡萝卜 25g、酸菜 10g。
3. 刀豆肉丝：刀豆 55g、鸡肉 15g、腐竹 10g、蒜头 2g。
4. 葱油南瓜：南瓜 110g、细香葱 2g。
5. 鸡杂菌菇汤：鸡胗 10g、鸡肝 5g、金针菇 10g、鸡腿菇 10g、香菜 2g。

 晚餐

1. 南瓜米饭：粳米 135g、老南瓜 30g、小红枣 10g。
2. 香菇酿肉：瘦肉 45g、香菇 20g、胡萝卜 5g。
3. 蒜香秋葵：秋葵 90g、核桃 20g、蒜头 10g、红椒 1g。
4. 豆芽蛤蜊汤：黄豆芽 30g、蛤蜊 110g、彩椒 5g。
5. 牛奶 1 杯：250ml。
6. 水果 1 份：圣女果 50g、桂圆 80g。

 食谱营养评价

● 本例营养食谱中，三大产能营养素占供能比，分别为蛋白质占 16.5%、脂肪占 25.5%、碳水化合物占 58.0%。在全天食谱中优质蛋白占 50.8%，其中动物蛋白占 70.5%，豆类蛋白占 29.5%。在该食谱中，由水产类、坚果类以及大豆类等富含多不饱和脂肪酸的食物提供的脂肪为 9.2g，占供给脂肪总量的 34.0%（其中烹调油提供脂肪不列入统计）。

● 该食谱中钙、铁、锌、维生素 A、维生素 B_1、维生素 B_2、维生素 C 等微量营养素的供给量，含量最低的是维生素 A，占建议供给量 85.0%；含量最

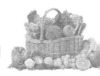

高的是铁,占建议供给量的 160.0%;平均为 120.0% 左右。

● 经过对本食谱的营养综合分析评价,该套食谱的营养供给量与考生生理需求量的均衡性评价结果,达到良好等级。

本套餐中主要几个菜肴的加工制作要点,请扫描下方二维码了解。

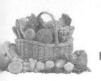

 5 号套餐食谱

 带量食谱简介

早餐

1. 肉丝荞麦面:荞麦面 60g、肉丝 20g、圆椒 20g、胡萝卜 10g、荷包蛋 1 个。

2. 小米发糕:面粉 20g,小米粉 20g,红枣 6g。

3. 西芹腰果:西芹 60g、花生 20g、香干 10g。

4. 牛奶 1 杯:250ml。

5. 水果 1 份:李子 110g。

午餐

1. 米饭:粳米 135g。

2. 香菇炖鸡块:鸡肉 70g、鸡肝 5g、香菇 10g、胡萝卜 10g、香菜 1g。

3. 肉末冬瓜:冬瓜 125g、猪肉 20g、香菇 2g。

4. 虾皮圆白菜:结球甘蓝 60g、黑木耳 2g、虾皮 1g。

5. 番茄蛋花汤:番茄 40g、鸡蛋 5g、豆腐皮 10g、香菜 1g。

晚餐

1. 红豆薏米饭:粳米 100g、糯米 20g、薏米 20g、赤豆 10g。

2. 鱼头豆腐煲:鲢鱼头 80g、豆腐 80g、鸡菇 10g、葱 2g、枸杞子 1g、鲜红椒 10g。

3. 白果炒虾仁:虾仁 35g、白果 20g、芦笋 20g。

4. 蒜泥豆角:豆角 100g、大蒜 10g、鲜红椒 5g。

5. 藕粉核桃羹:藕粉 30g、核桃仁 20g、松子仁 3g、桂花 0.2g。

6. 水果 1 份:鲜桂圆 60g、哈密瓜 60g。

食谱营养评价

● 本例营养食谱中,三大产能营养素占供能比,分别为蛋白质占 15.5%、脂肪占 27.5%、碳水化合物占 57.0%。在全天食谱中优质蛋白占 49.5%,其中动物蛋白占 72.0%,豆类蛋白占 28.0%。在该食谱中,由水产类、坚果类以及大豆类等富含多不饱和脂肪酸的食物提供的脂肪为 32.5g,占供给脂肪总量达 57.0%(其中烹调油提供脂肪不列入统计)。

● 该食谱中钙、铁、锌、维生素 A、维生素 B$_1$、维生素 B$_2$、维生素 C 等微量营养素的供给量,含量最低的是钙,占建议供给量 95.0%;含量最高的是铁,占建议供给量的 166.5%;平均为 120.0% 左右。

● 经过对本食谱的营养综合分析评价,该套食谱的营养供给量与考生生理需求量的均衡性评价结果,达到良好等级。

本套餐中主要几个菜肴的加工制作要点,请扫描下方二维码了解。

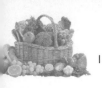

6 号套餐食谱

带量食谱简介

早餐

1. 燕麦山药羹：燕麦 40g、山药 60g、薏米 15g、枸杞 1g。
2. 虾仁翡翠包：猪肉 20g、虾仁 15g、大白菜叶 35g、葱蒜各 1g。
3. 凉拌黑木耳：浸黑木耳 50g、洋葱 30g、花生 20g、香菜 5g。
4. 牛奶 1 杯：250ml。
5. 水果 1 份：西瓜 150g。

午餐

1. 米饭：粳米 150g。
2. 香干回锅肉：五花肉 60g、香干 25g、洋葱 40g、青蒜 10g。
3. 番茄炒蛋：番茄 80g、鸡蛋 40g、豌豆 5g。
4. 蒜蓉油菜：油菜 60g、蒜头 5g。
5. 菠菜粉丝汤：菠菜 15g、平菇 20g、粉丝 5g、榨菜 5g。

晚餐

1. 二米枣饭：粳米 100g、糯米 30g、小黄米 20g、小红枣 10g。
2. 豆腐镶肉：老豆腐 80g、肉末 30g、虾仁 1 个（6g）、香菇 2g、小葱 1g。
3. 蜜桃扇贝：扇贝 115g，水蜜桃 15g，西兰花 10g，葱、姜、蒜、红椒各 1g。
4. 酱爆茄椒：茄子 85g、灯笼椒 70g。
5. 猪腰核桃汤：猪腰 20g、核桃仁 10g、枸杞子 1g、葱姜各 1g。
6. 水果 1 份：芒果 80g、火龙果 70g。

食谱营养评价

● 本例营养食谱中，三大产能营养素占供能比，分别为蛋白质占 14.0%、脂肪占 29.0%、碳水化合物占 57.0%。在全天食谱中优质蛋白占 46.5%，其中动物蛋白占 73.5%，豆类蛋白占 26.5%。在该食谱中，由水产类、坚果类以及大豆类等富含多不饱和脂肪酸的食物提供的脂肪为 19.0g，占供给脂肪总量的 35.0% 以上（其中烹调油提供脂肪不列入统计）。

● 该食谱中钙、铁、锌、维生素 A、维生素 B_1、维生素 B_2、维生素 C 等微量营养素的供给量，含量最低的是钙，占建议供给量 90.5%；含量最高的是

锌,占建议供给量的 165.5%;平均为 125.0% 左右。

● 经过对本食谱的营养综合分析评价,该套食谱的营养供给量与考生生理需求量的均衡性评价结果,达到良好等级。

本套餐中主要几个菜肴的加工制作要点,请扫描下方二维码了解。

7 号套餐食谱

 带量食谱简介

早餐

1. 菜肉馄饨:面粉 60g、猪肉 30g、芹菜 20g、香菇 10g、冬笋 10g。

2. 虾仁水蒸蛋:虾仁 20g、鸡蛋 50g。

3. 针菇小菜:金针菇 30g、小青菜 30g、枸杞子 1g。

4. 紫薯燕麦浆:260ml(紫薯 20g、燕麦 10g)。

5. 水果 1 份:甜瓜 80g。

午餐

1. 米饭:粳米 135g。

2. 红烩牛肉:牛肉 40g、洋葱 15g、甜椒 15g、胡萝卜 5g。

3. 黄瓜酿肉:黄瓜 70g、猪肉 25g、芹菜 10g、虾皮 2g。

4. 香菇油菜:油菜 100g、豆腐皮 10g、香菇 5g。

5. 美味鲜菇汤:新鲜平菇 20g、金针菇 20g、鸡蛋 10g、黑木耳 1g、胡萝卜 2g。

晚餐

1. 南瓜米饭:粳米 130g、老南瓜 30g、红枣 10g。

2. 腰果鸡丁:鸡肉 50g、腰果 25g、西芹 20g、青椒和红椒各 5g。

3. 家常豆腐:豆腐 70g、圆椒 20g、胡萝卜 10g、黄花菜 2g、黑木耳 1g。

4. 海参小炒:海参(浸)60g、秋葵 35g、白果 25g。

5. 生菜蘑菇汤:生菜 40g、蘑菇 20g、枸杞子 1g、榨菜 10g。

6. 水果 1 份:无花果 50g、苹果 60g。

食谱营养评价

● 本例营养食谱中,三大产能营养素占供能比,分别为蛋白质占 13.5%、脂肪占 26.5%、碳水化合物占 60.0%。在全天食谱中优质蛋白占 50.5%,其中动物蛋白占 78.0%,豆类蛋白占 22.0%。在该食谱中,由水产类、坚果类以及大豆类等富含多不饱和脂肪酸的食物提供的脂肪为 11.6g,占供给脂肪总量的 33.0% 左右(其中烹调油提供脂肪不列入统计)。

● 该食谱中钙、铁、锌、维生素 A、维生素 B_1、维生素 B_2、维生素 C 等微

量营养素的供给量,含量最低的是钙,占建议供给量 88.5%;含量最高的是铁,占建议供给量的 140.5%;平均为 110.0% 左右。

● 经过对本食谱的营养综合分析评价,该套食谱的营养供给量与考生生理需求量的均衡性评价结果,达到优秀等级。

本套餐中主要几个菜肴的加工制作要点,请扫描下方二维码了解。

8 号套餐食谱

 带量食谱简介

早餐

1. 荠菜馄饨:面粉 75g、猪肉 40g、荠菜末 30g、香干 8g。
2. 水波鸡蛋羹:鸡蛋 35g、小葱 1g、红椒丝 1g。
3. 蜜汁鹰嘴豆:鹰嘴豆 20g、莲子 10g、红豆 10g、蜂蜜 3g。
4. 牛奶 1 杯:250ml。
5. 水果 1 份:杨梅 120g。

午餐

1. 米饭:粳米 135g。
2. 农家小炒肉:猪肉 45g、青椒 25g、胡萝卜 20g、黄花菜 10g,蒜 5g。
3. 草菇豆腐:豆腐 70g、草菇 20g、虾米 5g、香菜 2g。
4. 捏菜炒花生:小白菜 75g、花生 20g、虾皮 2g。
5. 黄瓜蛋花汤:黄瓜 15g、鸡蛋 10g、枸杞子 1g。

晚餐

1. 米饭 + 核桃枣泥包:粳米 100g;面粉 35g、核桃 10g、红枣 20g、黑芝麻 1g。
2. 糖醋排骨:小排 70g、生菜 20g。
3. 松仁鱼米:鲑鱼 60g、松子仁 5g、蛋清 15g、青、红椒各 5g。
4. 香菇油菜:油菜 115g、鲜香菇 30g。
5. 燕麦莲子浆:260ml(燕麦 20g、莲子 10g、红枣 10g)。
6. 水果 1 份:提子、苹果各 60g。

食谱营养评价

● 本例营养食谱中,三大产能营养素占供能比,分别为蛋白质占 16.0%、脂肪占 28.0%、碳水化合物占 56.0%。在全天食谱中优质蛋白占 52.0%,其中动物蛋白占 72.5%,豆类蛋白占 27.5%。在该食谱中,由水产类、坚果类以及大豆类等富含多不饱和脂肪酸的食物提供的脂肪为 14.9g,占供给脂肪总量的 30.0% 左右(其中烹调油提供脂肪不列入统计)。

● 该食谱中钙、铁、锌、维生素 A、维生素 B$_1$、维生素 B$_2$、维生素 C 等微量营养素的供给量,含量最低的是钙,占建议供给量 89.5%;含量最高的是锌,占建议供给量的 151.0%;平均为 110.0% 左右。

● 经过对本食谱的营养综合分析评价,该套食谱的营养供给量与考生生理需求量的均衡性评价结果,达到优秀等级。

本套餐中主要几个菜肴的加工制作要点,请扫描下方二维码了解。

9 号套餐食谱

 带量食谱简介

早餐

1. 芦笋鸡菇粥：大米 30g、小米 10g、鸡肉 15g、芦笋 15g、香菇 3g。

2. 虾仁烘蛋：鸡蛋 35g、鲜虾仁 15g、鲜豌豆 10g。

3. 芹菜菌菇丝：芹菜 40g、金针菇 20g、千张丝 15g。

4. 山楂蒸苹果：苹果 50g、山楂 15g。

5. 水果 1 份：圣女果 100g。

午餐

1. 米饭：粳米 135g。

2. 银鱼烧豆腐：豆腐 60g、银鱼 45g、金针菇 10g、油菜 20g。

3. 娃娃菜肉卷：娃娃菜 40g、猪肉 45g、荸荠 20g、胡萝卜 10g。

4. 蔬菜小炒：莲藕 30g、西葫芦 20g、鲜蘑菇 20g、鲜红椒 5g、黑木耳 1g。

5. 牡蛎生菜汤：牡蛎 10g、生菜 10g、枸杞子 1g。

晚餐

1. 菜肉水饺：面粉 100g、芹菜 50g、猪肉 50g、干香菇 2g。

2. 鸡腿萝卜煲：鸡腿 80g、白萝卜 70g、鲜香菇 15g、葱 10g、枸杞子 3g。

3. 蚝油生菜：生菜 80g、蚝油 3g。

4. 坚果 1 碟（巴旦木、核桃各 15g）。

5. 牛奶 1 杯：250ml。

6. 水果 1 份：桑葚、苹果各 60g

食谱营养评价

● 本例营养食谱中，三大产能营养素占供能比，分别为蛋白质占 15.0%、脂肪占 29.0%、碳水化合物占 56.0%。在全天食谱中优质蛋白占 50.5%，其中动物蛋白占 77.5%，豆类蛋白占 22.5%。在该食谱中，由水产类、坚果类以及大豆类等富含多不饱和脂肪酸的食物提供的脂肪为 25.8g，占供给脂肪总量的 31.0% 左右（其中烹调油提供脂肪不列入统计）。

● 该食谱中钙、铁、锌、维生素 A、维生素 B_1、维生素 B_2、维生素 C 等微量营养素的供给量，含量最低的是钙，占建议供给量 85.0%；含量最高的是

锌,占建议供给量的 123.5%;平均为 103.0% 左右。

　　● 经过对本食谱的营养综合分析评价,该套食谱的营养供给量与考生生理需求量的均衡性评价结果,达到良好等级。

　　本套餐中主要几个菜肴的加工制作要点,请扫描下方二维码了解。

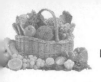

 10 号套餐食谱

 带量食谱简介

早餐

1. 南瓜百合粥：大米 20g、小米 5g、南瓜 70g、百合 10g。
2. 核桃米饼：糯米粉 65g、鸡蛋 55g、核桃仁 10g、葡萄干 5g。
3. 银芽海参：水发海参 40g、绿豆芽 40g、青红椒 3g。
4. 牛奶 1 杯：250ml。
5. 水果 1 份：提子 120g。

午餐

1. 米饭：粳米 130g。
2. 香草排骨：排骨 70g、蒜 10g、香草 5g。
3. 酱肉茄子：茄子 100g、猪肉 20g、番茄酱 15g、猪肝泥 3g。
4. 时蔬小炒：芦笋 50g、西兰花 30g、小油豆腐 15g、黑耳木 5g。
5. 海带冬瓜汤：海带 10g、冬瓜 30g、榨菜 10g、枸杞子 1g。

晚餐

1. 高粱米饭：粳米 100g、糯米 10g、高粱 20g、红枣 10g。
2. 千张包圆：千张 40g、猪肉 30g、芹菜茎 10g、胡萝卜 3g、虾皮 1g。
3. 虾米菠菜：菠菜 90g、虾米 3g。
4. 豆芽花蛤汤：花蛤 90g、绿豆芽 50g、青红椒各 2g。
5. 燕麦豆浆：260ml（燕麦 20g、黄豆 5g、杏仁 5g）。
6. 水果 1 份：木瓜 60g、桂圆 80g。

食谱营养评价

● 本例营养食谱中，三大产能营养素占供能比，分别为蛋白质占 15.5%、脂肪占 28.5%、碳水化合物占 56.0%。在全天食谱中优质蛋白占 50.5%，其中动物蛋白占 75.5%，豆类蛋白占 24.5%。在该食谱中，由水产类、坚果类以及大豆类等富含多不饱和脂肪酸的食物提供的脂肪为 16.1g，占供给脂肪总量的 31.0% 左右（其中烹调油提供脂肪不列入统计）。

● 该食谱中钙、铁、锌、维生素 A、维生素 B_1、维生素 B_2、维生素 C 等微量营养素的供给量，含量最低的是维生素 B_1，占建议供给量 85.0%；含量最高的是铁,占建议供给量的 150.0%;平均为 119.0% 左右。

● 经过对本食谱的营养综合分析评价,该套食谱的营养供给量与考生生理需求量的均衡性评价结果,达到良好等级。

本套餐中主要几个菜肴的加工制作要点,请扫描下方二维码了解。

11 号套餐食谱

 带量食谱简介

早餐

1. 三鲜烧卖:小麦淀粉 70g,虾仁、猪肉各 25g,香菇 5g,海参 3g。
2. 红枣二米粥:粳米 25g、小黄米 10g、小红枣 15g。
3. 青菜拌花生:手捏青菜 50g、花生 20g、松子肉 3g。
4. 牛奶 1 杯:250ml。
5. 水果 1 份:柚子 110g。

午餐

1. 米饭:粳米 120g。
2. 水面筋塞肉:水面筋 30g、猪肉 35g、胡萝卜 5g、香菇 1g。
3. 冬瓜火腿夹:冬瓜 150g、火腿 20g、虾米 3g、香菜 1g。
4. 香脆炒黄瓜:黄瓜 70g、花生 20g、腐竹 10g、鲜红椒 5g。
5. 菌菇豆腐汤:豆腐 50g、金针菇 10g、鲜香菇 15g、菠菜 10g。

晚餐

1. 核桃米饭:粳米 125g、核桃仁 20g、黑芝麻 1g。
2. 黄芪炖鸡:鸡肉 120g、香干片 20g、大枣 20g、枸杞 2g。
3. 蛤蜊炖蛋:鸡蛋 45g、蛤蜊 50g、细香葱 1g。
4. 花菜小炒:花菜 50g、西兰花 35g、番茄 20g。
5. 燕麦杏仁浆:260ml(燕麦 20g、杏仁 10g、枸杞子 1g)。
6. 水果 1 份:樱桃 50g、香蕉 70g。

食谱营养评价

● 本例营养食谱中,三大产能营养素占供能比,分别为蛋白质占 14.5%、脂肪占 29.5%、碳水化合物占 56.0%。在全天食谱中优质蛋白占 53.0%,其中动物蛋白占 75.0%,豆类蛋白占 25.0%。在该食谱中,由水产类、坚果类以及大豆类等富含多不饱和脂肪酸的食物提供的脂肪为 25.3g,占供给脂肪总量达 41.0% 左右(其中烹调油提供脂肪不列入统计)。

● 该食谱中钙、铁、锌、维生素 A、维生素 B$_1$、维生素 B$_2$、维生素 C 等微量营养素的供给量,含量最低的是钙,占建议供给量 85.0%;含量最高的是锌,占建议供给量的 143.5%;平均为 105.0% 左右。

   ● 经过对本食谱的营养综合分析评价,该套食谱的营养供给量与考生生理需求量的均衡性评价结果,达到优秀等级。

   本套餐中主要几个菜肴的加工制作要点,请扫描下方二维码了解。

12 号套餐食谱

🍓 带量食谱简介

🍊 早餐

1. 核桃瘦肉粥:大米 50g、核桃肉 20g、枸杞子 5g、芹菜 10g。

2. 燕麦葛根饼:燕麦粉 20g、葛根粉 20g、面粉 10g、肉末 20g、小葱 2g。

3. 盐水鸭胗:鸭胗 20g、香菜 20g、花生 20g。

4. 豆浆 1 杯:260ml(黄豆 20g)。

5. 水果 1 份:枇杷 150g。

🍊 午餐

1. 米饭:粳米 135g。

2. 孜然鸭肉:鸭肉 75g、洋葱 30g、芹菜茎 10g。

3. 玉米小炒:玉米粒 40g、豆腐干 30g、莴笋 10g、胡萝卜 5g。

4. 芥蓝小炒:芥蓝 65g、金针菇 20g、红椒 2g。

5. 冬瓜番茄汤:冬瓜 20g、番茄 30g、生菜 5g、葱 1g。

🍊 晚餐

1. 豌豆米饭:粳米 130g、豌豆 20g。

2. 腰果鸡丁:鸡脯肉 35g、熟腰果 15g、豌豆 15g、蛋清 15g。

3. 清蒸鲈鱼:鲈鱼 90g、圣女果 1 个、葱姜各 5g、西兰花 20g。

4. 丝瓜炒蛋:丝瓜 100g、鸡蛋 35g、松子 3g。

5. 牛奶 1 杯:250ml。

6. 水果 1 份:苹果、提子各 50g。

🍓 食谱营养评价

● 本例营养食谱中,三大产能营养素占供能比,分别为蛋白质占 16.0%、脂肪占 28.0%、碳水化合物占 56.0%。在全天食谱中优质蛋白占 51.0%,其中动物蛋白占 75.5%,豆类蛋白占 24.5%。在该食谱中,由水产类、坚果类以及大豆类等富含多不饱和脂肪酸的食物提供的脂肪为 23.0g,占供给脂肪总量达 46.0%(其中烹调油提供脂肪不列入统计)。

● 该食谱中钙、铁、锌、维生素 A、维生素 B_1、维生素 B_2、维生素 C 等微量营养素的供给量,含量最低的是钙,占建议供给量 85.0%;含量最高的是

铁,占建议供给量的 161.5%;平均为 120.0% 左右。

● 经过对本食谱的营养综合分析评价,该套食谱的营养供给量与考生生理需求量的均衡性评价结果,达到良好等级。

本套餐中主要几个菜肴的加工制作要点,请扫描下方二维码了解。

13 号套餐食谱

 带量食谱简介

早餐

1. 甘薯粥：粳米 50g、红薯 30g、红枣 10g。
2. 三鲜春卷：春卷皮五张、肉丝 30g、绿豆芽 60g、香干 20g。
3. 海米拌三脆：虾米 10g、黄瓜 30g、莴笋 15g、水发黑木耳 10g。
4. 牛奶 1 杯：250ml。
5. 水果 1 份：西瓜 120g。

午餐

1. 米饭：粳米 135g。
2. 小排炖豆腐：猪小排 50g、老豆腐 60g、香菇 10g。
3. 虾仁小炒：虾仁 35g、芦笋 30g、西兰花 25g、鸡腿菇 10g、红椒 1g。
4. 原味豌豆：带荚豌豆 120g。
5. 牡蛎虾米汤：牡蛎 10g、洋葱 15g、黑木耳 1g、虾米 2g。

晚餐

1. 扬州炒饭：米饭 130g、猪肉 30g、鸡蛋 30g、青豆、黄瓜、胡萝卜各 10g。
2. 鸡肉海参汤：水发海参 30g、鸡肉 10g、鲜香菇 10g、红枣 5g、黑木耳 1g。
3. 果香生菜：生菜 65g、腰果 20g、虫草花 1g。
4. 核桃芝麻糊：核桃仁 20g、黑芝麻 10g、枸杞子 1g。
5. 水果 1 份：木瓜 50g、桃子 70g。

食谱营养评价

● 本例营养食谱中，三大产能营养素占供能比，分别为蛋白质占 15.5%、脂肪占 30.5%、碳水化合物占 54.0%。在全天食谱中优质蛋白占 50.1%，其中动物蛋白占 77.5%，豆类蛋白占 22.5%。在该食谱中，由水产类、坚果类以及大豆类等富含多不饱和脂肪酸的食物提供的脂肪为 29.2g，占供给脂肪总量达 50.0% 左右（其中烹调油提供脂肪不列入统计）。

● 该食谱中钙、铁、锌、维生素 A、维生素 B_1、维生素 B_2、维生素 C 等微量营养素的供给量，含量最低的是钙，占建议供给量 96.5%；含量最高的是锌，占建议供给量的 161.0%；平均为 115.0% 左右。

● 经过对本食谱的营养综合分析评价,该套食谱的营养供给量与考生生理需求量的均衡性评价结果,达到良好等级。

本套餐中主要几个菜肴的加工制作要点,请扫描下方二维码了解。

14 号套餐食谱

 带量食谱简介

早餐

1. 奶香麦片粥:大米 30g、麦片 15g、鲜牛奶 250ml、小红枣 8g。

2. 菜肉包子:面粉 40g、猪肉 25g、青菜 25g、香干 15g。

3. 栗子双菇:栗子肉 35g、香菇 5g、蘑菇 8g、青碗豆 10g。

4. 小米燕麦浆:260ml(燕麦 15g、小米 5g)。

5. 水果 1 份:哈密瓜 130g。

午餐

1. 米饭:粳米 135g。

2. 青豆炖牛肉:腱子牛肉 55g、毛豆子 50g、枸杞子 1g。

3. 五彩豆腐:豆腐 80g、鸡心 10g、鲜玉米粒 20g、胡萝卜 15g、小香菇 2g。

4. 虾米菠菜:菠菜 70g、虾米 5g。

5. 紫菜鸡蛋汤:鸡蛋 10g、榨菜 10g、紫菜 1g、香菜 1g。

晚餐

1. 花豆小米饭:粳米 100g、糯米 20g、小米 20g、花豆 10g。

2. 鱼片小炒:草鱼 70g、西兰花 30g、番茄 20g。

3. 肉末丝瓜盅:丝瓜 70g、猪肉 30g、香菇 2g、枸杞子 1g。

4. 西葫芦小炒:西葫芦 60g、鸡腿菇 20g、鲍杏菇 10g、鲜红椒 10g。

5. 红枣银耳羹:银耳 5g、红枣 10g、核桃仁 10g。

6. 水果 1 份:苹果 60g、香蕉 80g。

食谱营养评价

● 本例营养食谱中,三大产能营养素占供能比,分别为蛋白质占 14.5%、脂肪占 25.5%、碳水化合物占 60.0%。在全天食谱中优质蛋白占 46.5%,其中动物蛋白占 77.0%,豆类蛋白占 23.0%。在该食谱中,由水产类、坚果类以及大豆类等富含多不饱和脂肪酸的食物提供的脂肪为 14.5g,占供给脂肪总量的 30.0% 左右(其中烹调油提供脂肪不列入统计)。

● 该食谱中钙、铁、锌、维生素 A、维生素 B_1、维生素 B_2、维生素 C 等微量营养素的供给量,含量最低的是维生素 A,占建议供给量 90.0% 左右;含量最高的是锌,占建议供给量的 161.5%;平均为 120.0% 左右。

● 经过对本食谱的营养综合分析评价,该套食谱的营养供给量与考生生理需求量的均衡性评价结果,达到良好等级。

本套餐中主要几个菜肴的加工制作要点,请扫描下方二维码了解。

15 号套餐食谱

 带量食谱简介

早餐

1. 红枣核桃粥:粳米 30g、糯米 20g、核桃仁 20g、红枣 10g。

2. 牛肉煎饺:面粉 40g、牛肉 20g、小葱 3g。

3. 鱼香苦瓜丝:苦瓜 60g、灯笼椒 25g、枸杞子 1g。

4. 燕麦核桃浆:260ml(燕麦 20g、核桃 10g)。

5. 水果 1 份:李子 120g。

午餐

1. 米饭:粳米 135g。

2. 竹笋烩蹄筋:猪蹄筋 55g、竹笋 50g、干香菇 3g、韭菜 10g。

3. 千张莴笋丝:莴笋 80g、千张 15g、猪肉 10g、胡萝卜 5g。

4. 麻酱空心菜:空心菜 100g、蒜头 3g、芝麻酱 5g。

5. 叶菜菌菇汤:小白菜 20g、草菇 10g、金针菇 10g、虾皮 1g。

晚餐

1. 莲香黑米饭:粳米 100g、糯米 20g、黑米 20g、莲子 10g。

2. 烂糊鳝丝:鳝丝 30g、肥瘦肉 25g、大白菜 40g、金针菇 10g、红椒丝 3g。

3. 西芹虾球:虾仁 55g、西芹 50g、枸杞子 1g。

4. 山药炒香菇:山药 50g、胡萝卜 20g、香干 10g、香菇 5g、红枣 10g。

5. 牛奶 1 杯:250ml。

6. 水果 1 份:柑橘 60g、桂圆 80g。

食谱营养评价

● 本例营养食谱中,三大产能营养素占供能比,分别为蛋白质占 15.5%、脂肪占 26.0%、碳水化合物占 58.5%。在全天食谱中优质蛋白占 46.1%,其中动物蛋白占 79.5%,豆类蛋白占 20.5%。在该食谱中,由水产类、坚果类以及大豆类等富含多不饱和脂肪酸的食物提供的脂肪为 22.0g,占供给脂肪总量达 56.5%(其中烹调油提供脂肪不列入统计)。

● 该食谱中钙、铁、锌、维生素 A、维生素 B_1、维生素 B_2、维生素 C 等微量营养素的供给量,含量最低的是钙,占建议供给量 85.0% 左右;含量最高的是维生素 B$_2$,占建议供给量的 165.5%;平均为 115.0% 左右。

● 经过对本食谱的营养综合分析评价,该套食谱的营养供给量与考生生理需求量的均衡性评价结果,达到良好等级。

本套餐中主要几个菜肴的加工制作要点,请扫描下方二维码了解。

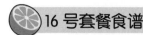 **16 号套餐食谱**

 带量食谱简介

早餐

1. 小米核桃粥:糯米 20g、小米 10g、核桃仁 5g、枸杞子 1g。
2. 麻蓉包子:面粉 50g、黑芝麻 40g。
3. 芹菜小炒:芹菜茎 45g、香干丝 20g、胡萝卜丝 15g。
4. 燕麦核桃浆:260ml(燕麦 20g、核桃仁 15g、红枣 10g)。
5. 水果 1 个:香梨 130g。

午餐

1. 米饭:粳米 135g。
2. 咸蛋蒸肉饼:咸蛋 45g、猪肉 30g、香葱 2g、圣女果 15g。
3. 酸菜鱼:草鱼 120g、酸菜 15g、红椒 1g。
4. 花菜小炒:花菜 80g、豆腐干 35g、胡萝卜 25g、黑木耳 3g。
5. 罗宋汤:大白菜 10g、土豆 10g、番茄 10g、洋葱 5g、牛肉 5g。

晚餐

1. 蜜枣小米饭:粳米 130g、小米 10g、蜜枣 10g。
2. 冬瓜炖仔鸡:仔鸡 85g、冬瓜 100g、香菇 20g。
3. 牛肉烩三丝:牛肉 45g、笋丝 30g、香菇 5g、韭黄 5g。
4. 清炒苦瓜:苦瓜 80g、白果 20g、红椒 1g。
5. 牛奶 1 杯:250ml。
6. 水果 1 份:木瓜 120g。

食谱营养评价

● 本例营养食谱中,三大产能营养素占供能比,分别为蛋白质占 16.0%、脂肪占 25.0%、碳水化合物占 59.0%。在全天食谱中优质蛋白占 54.0%,其中动物蛋白占 78.5%,豆类蛋白占 21.5%。在该食谱中,由水产类、坚果类以及大豆类等富含多不饱和脂肪酸的食物提供的脂肪为 22.0g,占供给脂肪总量达 45.0% 左右(其中烹调油提供脂肪不列入统计)。

● 该食谱中钙、铁、锌、维生素 A、维生素 B_1、维生素 B_2、维生素 C 等微量营养素的供给量,含量最低的是维生素 B_1,建议供给量 93.0%;含量最高的是铁,占建议供给量的 161.0%;平均为 125.0% 左右。

● 经过对本食谱的营养综合分析评价,该套食谱的营养供给量与考生生理需求量的均衡性评价结果,达到良好等级。

本套餐中主要几个菜肴的加工制作要点,请扫描下方二维码了解。

17 号套餐食谱

 带量食谱简介

早餐

1. 牛肉汤饺:面粉 50g、牛肉 30g、大葱 20g、胡萝卜 5g。
2. 高粱窝窝头:高粱面 25g、玉米面 25g、红枣 10g。
3. 水波蛋:鸡蛋 45g、小葱(或香菜)1g。
4. 红枣莲子羹:红枣 20g、莲子 10g、薏米 10g。
5. 水果 1 份:芒果 150g。

午餐

1. 米饭:粳米 135g。
2. 鲜肉蛋饺:鸡蛋 55g、猪肉 30g、虾皮 2g、香葱 2g。
3. 宫保鸡丁:黄瓜 50g、鸡肉 40g、花生 20g、大葱 5g。
4. 捏菜炒茭白:小白菜 100g、茭白 30g、香干 20g。
5. 虾米紫菜汤:紫菜 1g、榨菜 5g、虾米 5g、香菜 1g。

晚餐

1. 栗枣米饭:粳米 120g、锥栗子 40g、红枣 15g。
2. 青椒里脊:猪里脊 50g、青椒 80g、香干丝 20g。
3. 茄汁鱼片:草鱼 85g、番茄酱 20g、香菜 3g。
4. 蛤蜊菌菇汤:蛤蜊 50g,平菇、草菇、金针菇各 10g,姜 2g。
5. 燕麦杏仁浆:260ml(燕麦 15g、扁桃仁 8g、红枣 2 粒)。
6. 水果一份:金橘 55g、苹果 70g。

食谱营养评价

● 本例营养食谱中,三大产能营养素占供能比,分别为蛋白质占 16.5%、脂肪占 26.5%、碳水化合物占 57.0%。在全天食谱中优质蛋白占 51.0%,其中动物蛋白占 73.0%,豆类蛋白占 27.0%。在该食谱中,由水产类、坚果类以及大豆类等富含多不饱和脂肪酸的食物提供的脂肪为 13.7g,占供给脂肪总量的 30.0% 左右(其中烹调油提供脂肪不列入统计)。

● 该食谱中钙、铁、锌、维生素 A、维生素 B_1、维生素 B_2、维生素 C 等微量营养素的供给量,含量最低的是钙,占建议供给量 91.0%;含量最高的是

铁,占建议供给量的 154.5%;平均为 113.0% 左右。

● 经过对本食谱的营养综合分析评价,该套食谱的营养供给量与考生生理需求量的均衡性评价结果,达到优秀等级。

本套餐中主要几个菜肴的加工制作要点,请扫描下方二维码了解。

18 号套餐食谱

 带量食谱简介

早餐

1. 白菜炒年糕：年糕 50g、肉丝 40g、白菜 55g、红椒 1g。

2. 葱油面饼：燕麦粉 40g、鸡蛋 20g、鱼干丝 10g、小葱 3g。

3. 蔬菜沙拉：紫甘蓝 20g、莴苣叶 20g、洋葱丝 10g。

4. 五谷豆浆：260ml（黄豆 10g、燕麦 10g、熟花生 5g、红枣 3g、葵花子 3g）。

5. 水果 1 个：橙子 130g。

午餐

1. 米饭：粳米 150g。

2. 美味狮子头：猪肉 45g、荸荠 20g、鸡蛋 15g、虾皮 5g。

3. 黄瓜木榈肉：瘦肉 20g、黄瓜 65g、香干丝 25g、金针菇 10g、鸡蛋 10g。

4. 金针小炒：金针菜 50g、芹菜 45g、黑木耳 3g。

5. 菠菜粉丝汤：菠菜 30g、腌榨菜 10g、粉条 15g、枸杞子 1g。

晚餐

1. 高粱红枣饭：粳米 100g、糯米 30g、高粱 15g、红枣 10g。

2. 牛杂小炒：牛肉 30g、牛肚 20g、牛舌 20g、花生 20g、香菜 5g。

3. 芙蓉番茄：番茄 95g、核桃仁 25g、鸡蛋清 20g。

4. 蒜香茼蒿：茼蒿 90g、蒜茸 10g、红椒 1g。

5. 桂圆莲子羹：干桂圆肉 20g、莲子 20g、核桃 10g、牛奶 100ml。

6. 水果 1 份：香蕉 70g、石榴 90g。

食谱营养评价

● 本例营养食谱中，三大产能营养素占供能比，分别为蛋白质占 15.5%、脂肪占 27.5%、碳水化合物占 57.0%。在全天食谱中优质蛋白占 49.3%，其中动物蛋白占 73.3%，豆类蛋白占 26.7%。在该食谱中，由水产类、坚果类以及大豆类等富含多不饱和脂肪酸的食物提供的脂肪为 23.4g，占供给脂肪总量达的 39.0% 以上（其中烹调油提供脂肪不列入统计）。

● 该食谱中钙、铁、锌、维生素 A、维生素 B_1、维生素 B_2、维生素 C 等微

量营养素的供给量,含量最低的是维生素 B₂,占建议供给量 93.0%;含量最高的是铁,占建议供给的 168.0%;平均为 120.0% 左右。

● 经过对本食谱的营养综合分析评价,该套食谱的营养供给量与考生生理需求量的均衡性评价结果,达到良好等级。

本套餐中主要几个菜肴的加工制作要点,请扫描下方二维码了解。

19 号套餐食谱

 带量食谱简介

早餐

1. 栗子红枣粥：糯米 25g、粳米 10g、栗子肉 30g、红枣 20g。

2. 虾肉包子：面粉 40g、肉末 20g、虾仁 15g、香葱 1g。

3. 爽口黄瓜：黄瓜 65g、花生 20g、胡萝卜 15g。

4. 牛奶 1 杯：250ml。

5. 水果 1 个：苹果 120g。

午餐

1. 米饭：粳米 150g。

2. 海带炖牛肉：牛肉 35g、海带结 20g、鹌鹑蛋 15g、香菜 2g。

3. 五色时蔬：冬瓜 55g、小香干 25g、西兰花 25g、胡萝卜 5g、核桃仁 20g。

4. 仔姜熘肉丝：猪肉 45g、仔姜 25g、黄花菜 15g。

5. 番茄菌菇汤：番茄 30g、鸡腿菇 10g、香菜 2g。

晚餐

1. 小米芝麻饭：粳米 110g、糯米 30g、小米 20g、白芝麻 0.5g。

2. 鲫鱼塞肉：鲫鱼 80g、猪肉 20g、葱、姜、红椒等各 3g。

3. 酸辣卷心菜：包心菜 65g，红、绿椒各 5g，虾皮 1g。

4. 肉酱菠菜：菠菜 65g、肉末 10g。

5. 核桃芝麻糊：核桃仁 15g、芝麻 10g、红枣 10g。

6. 水果 1 份：芒果 85g、提子 50g。

食谱营养评价

● 本例营养食谱中，三大产能营养素占供能比，分别为蛋白质占 15.5%、脂肪占 28.0%、碳水化合物占 56.5%。在全天食谱中优质蛋白占 49.5%，其中动物蛋白占 79.0%，豆类蛋白占 21.0%。在该食谱中，由水产类、坚果类以及大豆类等富含多不饱和脂肪酸的食物提供的脂肪为 38.5g，占供给脂肪总量达 63.0% 左右（其中烹调油提供脂肪不列入统计）。

● 该食谱中钙、铁、锌、维生素 A、维生素 B_1、维生素 B_2、维生素 C 等微量营养素的供给量，含量最低的是钙，占建议供给量 96.5%；含量最高的是

锌,占建议供给量的 166.5%;平均为 120.% 左右。

● 经过对本食谱的营养综合分析评价,该套食谱的营养供给量与考生生理需求量的均衡性评价结果,达到良好等级。

本套餐中主要几个菜肴的加工制作要点,请扫描下方二维码了解。

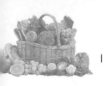

 20 号套餐食谱

 带量食谱简介

早餐

1. 燕麦玉米粥：燕麦 20g、玉米 15g、糯米 10g。
2. 葱肉馅饼：面粉 30g、葛根粉 20g、肉末 20g、大葱 10g、葡萄干 5g。
3. 桃仁里脊肉：核桃仁 20g、里脊肉 25g、枸杞 1g、蛋清 15g。
4. 五谷豆浆 1 杯：260ml（黄豆 10g、燕麦 10g、苦杏仁 5g、小红枣 5g）。
5. 水果 1 个：桃子 130g。

午餐

1. 米饭：粳米 135g。
2. 滑蛋虾仁：虾仁 35g、鸡蛋 30g、小番茄 30g、葱花 1g、香菜 1g。
3. 芹香螺片：芹菜 40g、螺肉 25g、百合 5g。
4. 茼蒿炒干丝：茼蒿 70g、香干 30g、胡萝卜 15g。
5. 蘑菇粉丝汤：粉丝 8g、猪肉 5g、鲜蘑菇 15g、芹菜 10g。

晚餐

1. 南瓜米饭：粳米 130g、南瓜 40g、小红枣 10g。
2. 莲子炒鸡丁：鸡肉 60g、莲子 25g、鸡蛋 15g。
3. 葫芦炒肉片：西葫芦 200g、猪肉 25g、蛋清 15g。
4. 番茄豆腐鱼丸汤：鱼肉 40g、番茄 50g、豆腐 30g。
5. 牛奶 1 杯：250ml。
6. 水果 1 份：提子 50g、桂圆 90g。

 食谱营养评价

● 本例营养食谱中，三大产能营养素占供能比，分别为蛋白质占 16.0%、脂肪占 26.5%、碳水化合物占 57.5%。在全天食谱中优质蛋白占 58.5%，其中动物蛋白占 76.5%，豆类蛋白占 23.5%。在该食谱中，由水产类、坚果类以及大豆类等富含多不饱和脂肪酸的食物提供的脂肪为 23.0g，占供给脂肪总量达 46.0% 左右（其中烹调油提供脂肪不列入统计）。

● 该食谱中钙、铁、锌、维生素 A、维生素 B_1、维生素 B_2、维生素 C 等微量营养素的供给量，含量最低的是维生素 A，占建议供给量 87.0%；含量最高的是锌,占建议供给量的 153.0%;平均为 115.0% 左右。

● 经过对本食谱的营养综合分析评价,该套食谱的营养供给量与考生生理需求量的均衡性评价结果,达到优秀等级。

本套餐中主要几个菜肴的加工制作要点,请扫描下方二维码了解。

21 号套餐食谱

 带量食谱简介

早餐

1. 山楂核桃粥：糯米 20g、薏米 10g、桃仁 10g、山楂 10g、小红枣 2 枚。
2. 豆沙包子：面粉 45g、赤豆沙 40g、赤砂糖 5g。
3. 肉酱菠菜：菠菜 55g、肉末 20g、松子 3g。
4. 牛奶 1 杯：250ml。
5. 水果 1 份：火龙果 120g。

午餐

1. 米饭：粳米 150g。
2. 青椒塞肉：青椒 35g、猪肉 25g、香干 15g、香菇 2g。
3. 双笋虾仁：虾仁 40g、春笋 40g、莴笋 50g、花生仁 20g。
4. 蒜香苋菜：苋菜 100g、蒜末 6g。
5. 蘑菇蛋花汤：鸡蛋 10g、蘑菇 15g、菠菜 10g。

晚餐

1. 莲子米饭：粳米 100g、糯米 20g、莲子 30g、红枣 10g。
2. 葱椒鱼片：鱼肉 60g、豆腐干 10g、葱 10g、鲜红椒 10g。
3. 娃菜炖筒骨：筒骨 150g、娃娃菜 60g、金针菇 15g、枸杞子 2g、香菜 2g。
4. 美味色拉：黄瓜 80g、西红柿 40g、橘子 50g、葡萄干 25g、沙拉酱 15g。
5. 坚果 1 份：杏仁 10g、花豆 10g、花生 15g。
6. 核桃燕麦浆：260ml（燕麦 20g、核桃 10g、红枣 5g）。

食谱营养评价

● 本例营养食谱中，三大产能营养素占供能比，分别为蛋白质占 14.5%、脂肪占 29.5%、碳水化合物占 56.0%。在全天食谱中优质蛋白占 49.5%，其中动物蛋白占 76.0%，豆类蛋白占 24.0%。在该食谱中，由水产类、坚果类以及大豆类等富含多不饱和脂肪酸的食物提供的脂肪为 27.0g，占供给脂肪总量的 35.0% 左右（其中烹调油提供脂肪不列入统计）。

● 该食谱中钙、铁、锌、维生素 A、维生素 B_1、维生素 B_2、维生素 C 等微量营养素的供给量，含量最低的是维生素 B_2，占建议供给量 90.5%；含量最高的是锌,占建议供给量的 155.5%;平均为 120.0% 左右。

● 经过对本食谱的营养综合分析评价,该套食谱的营养供给量与考生生理需求量的均衡性评价结果,达到良好等级。

本套餐中主要几个菜肴的加工制作要点,请扫描下方二维码了解。

22 号套餐食谱

带量食谱简介

🍊 **早餐**

1. 紫米粥：紫糯米 20g、粳米 15g、核桃仁 20g、莲子 10g。

2. 荠菜包子：面粉 50g、肉末 30g、荠菜 20g、香干末 10g。

3. 芹香土豆丝：土豆 50g、芹菜 35g、蒜末 2g。

4. 燕麦杏仁浆：260ml（燕麦 20g、杏仁 10g）。

5. 水果 1 个：猕猴桃 100g。

🍊 **午餐**

1. 米饭：粳米 135g。

2. 油面筋塞肉：油面筋 12g、猪肉 30g、虾仁 10g、油菜 20g。

3. 六彩素什锦：黄豆芽 60g，金针菇、胡萝卜、白萝卜、香菜、芹菜各 10g。

4. 莴笋小炒：莴笋 100g（含嫩叶）、蘑菇 20g、胡萝卜 10g。

5. 番茄豆腐汤：豆腐 50g、番茄 20g、黄花菜 5g、香菜 1g。

🍊 **晚餐**

1. 蜜枣莲子饭：粳米 120g、蜜枣 10g、莲子 10g。

2. 松仁鱼米：鲑鱼肉 70g、松子仁 15g、蛋清 15g、青、红椒各 5g。

3. 微辣蛏子：蛏子 70g、青椒 10g、葱姜蒜各 1~2g。

4. 金针猪肝汤：猪肝 10g、鸡腿菇 10g、香菜 2g。

5. 牛奶 1 杯：250ml。

6. 水果 1 份：木瓜、提子各 60g。

🍓 **食谱营养评价**

● 本例营养食谱中，三大产能营养素占供能比，分别为蛋白质占 13.5%、脂肪占 29.5%、碳水化合物占 57.0%。在全天食谱中优质蛋白占 47.0%，其中动物蛋白占 75.5%，豆类蛋白占 24.5%。在该食谱中，由水产类、坚果类以及大豆类等富含多不饱和脂肪酸的食物提供的脂肪为 34.0g，占供给脂肪总量达 58.0%（其中烹调油提供脂肪不列入统计）。

● 该食谱中钙、铁、锌、维生素 A、维生素 B_1、维生素 B_2、维生素 C 等微量营养素的供给量，含量最低的是钙，占建议供给量 89.5%；含量最高的是

铁,占建议供给量的 172.0%;平均为 123.0% 左右。

● 经过对本食谱的营养综合分析评价,该套食谱的营养供给量与考生生理需求量的均衡性评价结果,达到良好等级。

本套餐中主要几个菜肴的加工制作要点,请扫描下方二维码了解。

23 号套餐食谱

带量食谱简介

早餐

1. 小米红枣粥：糯米 30g、小米 20g、红枣 20g。
2. 萝卜丝蛋饼：面粉 20g、萝卜 40g、鸡蛋 20g、胡萝卜 8g。
3. 家味鸡里蹦：鸡肉 20g、虾仁 10g、玉米粒 10g、青豆 5g。
4. 牛奶 1 杯：250ml。
5. 水果 1 个：梨 130g。

午餐

1. 米饭 135g。
2. 油豆腐塞肉：油豆腐 45g、猪肉 30g、田螺肉 10g、青椒 5g、香葱 2g。
3. 银芽鸡丝：鸡肉 15g、绿豆芽 80g、胡萝卜 10g、黑木耳 1g。
4. 蘑菇青菜：油菜 100g、蘑菇 20g、枸杞子 1g。
5. 鸭血豆腐汤：鸭血 20g、菠菜 15g、榨菜 10g、虾皮 1g。

晚餐

1. 赤豆米饭：粳米 100g、糯米 30g、赤豆 10g。
2. 鲜肉蛋卷：鸡蛋 30g、猪肉 25g、葱 5g、虾皮 2g。
3. 山药小炒：山药 100g、芦笋 20g、胡萝卜 15g、腐竹 10g。
4. 草菇海鲜煲：草菇 30g、海虾 30g、蛤蜊 65g、墨鱼 15g、小番茄 10g、白果 10g。
5. 银耳桂圆羹：银耳 10g、桂圆肉 20g。
6. 水果 1 份：香蕉 70g、橘子 60g。

食谱营养评价

● 本例营养食谱中，三大产能营养素占供能比，分别为蛋白质占 15.0%、脂肪占 25.5%、碳水化合物占 59.5%。在全天食谱中优质蛋白占 47.5%，其中动物蛋白占 72.0%，豆类蛋白占 28.0%。在该食谱中，由水产类、坚果类以及大豆类等富含多不饱和脂肪酸的食物提供的脂肪为 10.3g，占供给脂肪总量的 30.0% 左右（其中烹调油提供脂肪不列入统计）。

● 该食谱中钙、铁、锌、维生素 A、维生素 B_1、维生素 B_2、维生素 C 等微

量营养素的供给量,含量最低的是维生素 A,占建议供给量 86.0%;含量最高的是铁,占建议供给量的 161.0%;平均为 115.0% 左右。

● 经过对本食谱的营养综合分析评价,该套食谱的营养供给量与考生生理需求量的均衡性评价结果,达到良好等级。

本套餐中主要几个菜肴的加工制作要点,请扫描下方二维码了解。

24 号套餐食谱

 带量食谱简介

早餐

1. 蒸虾饺:虾仁 30g,澄面(小麦淀粉)50g,淀粉、竹笋各 15g,猪肥肉糜 10g。

2. 小米发糕:面粉 20g、小米面 20g、葡萄干 5g、枸杞子 1g。

3. 芹香干丝:芹菜 45g、香干丝 25g、黄花菜 2g。

4. 燕麦薏米浆:260ml(燕麦 20g、薏米 10g、小红枣 8g)。

5. 水果 1 个:梨 130g。

午餐

1. 米饭:粳米 150g。

2. 雪冬鱼片:黑鱼 80g、冬笋 65g、雪里蕻 10g、干红椒 1g。

3. 刀豆肉丝:刀豆 65g、鸡肉 15g、胡萝卜 5g、蒜头 2g。

4. 葱油南瓜:南瓜 90g、香葱 2g。

5. 排骨裙带煲:猪排骨 40g、裙带菜 25g、白萝卜 35g、姜片 2g。

晚餐

1. 八宝饭:糯米 50g、小米 20g、红枣 10 个、薏米 5g、莲子 5g。

2. 清蒸蟹:河蟹(或海蟹)90g、姜 2g、葱 1g。

3. 芦笋小炒:芦笋 90g、百合 25g、腐竹 10g、黑木耳 3g。

4. 鸡丝菌菇汤:蟹味菇 10g、鸡腿菇 10g、鸡肉 15g、鸡肝 5g,枸杞子 1g。

5. 牛奶 1 杯:250ml。

6. 水果 1 份:葡萄、木瓜各 60g。

食谱营养评价

● 本例营养食谱中,三大产能营养素占供能比,分别为蛋白质占 13.0%、脂肪占 25.0%、碳水化合物占 62.0%。在全天食谱中优质蛋白占 47.5%,其中动物蛋白占 75.5%,豆类蛋白占 26.5%。在该食谱中,由水产类、坚果类以及大豆类等富含多不饱和脂肪酸的食物提供的脂肪为 11.8g,占供给脂肪总量的 30.0% 左右(其中烹调油提供脂肪不列入统计)。

● 该食谱中钙、铁、锌、维生素 A、维生素 B$_1$、维生素 B$_2$、维生素 C 等微量营养素的供给量,含量最低的是维生素 B_1,占建议供给量 85.0%;含量最高的是铁,占建议供给量的 151.5%;平均为 120.0% 左右。

● 经过对本食谱的营养综合分析评价,该套食谱的营养供给量与考生生理需求量的均衡性评价结果,达到良好等级。

本套餐中主要几个菜肴的加工制作要点,请扫描下方二维码了解。

25 号套餐食谱

 带量食谱简介

早餐

1. 虾腰双茄面:面条 50g、虾仁 20g、猪腰 25g、灯笼椒 15g、番茄 20g、菌菇 10g。

2. 杂粮枣子粽:糯米 30g、小米 10g、莲子 10g、薏米 5g、红枣 5g。

3. 花生拌豆腐:豆腐 50g、熟花生 20g、香菜 5g。

4. 燕麦核桃浆:260ml(燕麦 15g、核桃仁 10g、杏仁 5g)。

5. 水果 1 个:梨 130g。

午餐

1. 米饭:粳米 150g。

2. 苦瓜酿肉:苦瓜 50g、猪肉 35g、胡萝卜 5g。

3. 小炒鹌鹑蛋:鹌鹑蛋 40g、小香干 25g、茭白 55g、韭黄 15g、鲜香菇 15g。

4. 青椒土豆丝:土豆 65g、青椒 5g。

5. 菠菜虾米汤:菠菜 35g、虾米 5g、榨菜丝 10g。

晚餐

1. 青稞米饭:粳米 120g、青稞 15g。

2. 红烧沙丁鱼:沙丁鱼 75g、番茄 40g、香菜 2g、葱姜椒各 1g。

3. 牛肉拌茄子:茄子 90g、牛肉 30g。

4. 清炒鸡毛菜:鸡毛菜 90g、小油豆腐 20g。

5. 青豆海参羹:青豆 20g、海参 30g、蛋清 10g、香菜 1g。

6. 水果 1 份:香蕉 70g、樱桃 50g。

 食谱营养评价

● 本例营养食谱中,三大产能营养素占供能比,分别为蛋白质占 17.5%、脂肪占 23.5%、碳水化合物占 59.0%。在全天食谱中优质蛋白占 51.5%,其中动物蛋白占 75.0%,豆类蛋白占 25.0%。在该食谱中,由水产类、坚果类以及大豆类等富含多不饱和脂肪酸的食物提供的脂肪为 19.0g,占供给脂肪总量达 53.0%(其中烹调油提供脂肪不列入统计)。

● 该食谱中钙、铁、锌、维生素 A、维生素 B_1、维生素 B_2、维生素 C 等微量营养素的供给量,含量最低的是钙,占建议供给量 92.0%;含量最高的是铁,占建议供给量的 150.5%;平均为 121.0% 左右。

● 经过对本食谱的营养综合分析评价,该套食谱的营养供给量与考生生理需求量的均衡性评价结果,达到优秀等级。

本套餐中主要几个菜肴的加工制作要点,请扫描下方二维码了解。

26 号套餐食谱

 带量食谱简介

早餐

1. 菠菜鱼片粥：粳米 30g、糯米 15g、菠菜 30g、黑鱼片 25g、枸杞 1g。

2. 菜肉包子：面粉 25g、猪肉 20g、荠菜 10g、香菇 2g。

3. 黄瓜小炒：黄瓜 60g、腰果 15g、番茄 20g。

4. 牛奶 1 杯：250ml。

5. 水果 1 个：苹果 120g。

午餐

1. 米饭：粳米 135g。

2. 糖醋肉丸子：猪肉 40g、胡萝卜 5g。

3. 洋葱炒蛋：洋葱 90g、鸡蛋 40g、青椒 10g。

4. 香干马兰头：马兰头 60g、小香干 30g。

5. 乌鸡白果汤：乌骨鸡 30g、白果 10g、红枣 5g、银耳 1g。

晚餐

1. 苦荞米饭：粳米 125g、糯米 20g、苦荞麦（炒）15g、莲子 5g。

2. 笋干老鸭煲：鸭 40g、笋干 30g、火腿 5g、枸杞 1g。

3. 清蒸小黄鱼：小黄鱼（黄姑鱼）70g、金针菇 3g、红椒和葱姜各 2g。

4. 素炒三鲜：灯笼椒 60g、草菇 30g、胡萝卜 10g。

5. 燕麦核桃浆：260ml（燕麦 15g、核桃仁 10g、枸杞子 1g）。

6. 水果 1 份：苹果 70g、木瓜 60g。

食谱营养评价

● 本例营养食谱中，三大产能营养素占供能比，分别为蛋白质占 14.5%、脂肪占 25.0%、碳水化合物占 60.5%。在全天食谱中优质蛋白占 52.5%，其中动物蛋白占 74.0%，豆类蛋白占 26.0%。在该食谱中，由水产类、坚果类以及大豆类等富含多不饱和脂肪酸的食物提供的脂肪为 14.9g，占供给脂肪总量的 30.0% 左右（其中烹调油提供脂肪不列入统计）。

● 该食谱中钙、铁、锌、维生素 A、维生素 B_1、维生素 B_2、维生素 C 等微量营养素的供给量，含量最低的是钙，占建议供给量 95.5%；含量最高的是

锌,占建议供给量的 143.0%;平均为 110.0% 左右。

● 经过对本食谱的营养综合分析评价,该套食谱的营养供给量与考生生理需求量的均衡性评价结果,达到优秀等级。

本套餐中主要几个菜肴的加工制作要点,请扫描下方二维码了解。

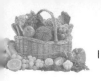
 27 号套餐食谱

 带量食谱简介

早餐

1. 燕麦核桃粥:燕麦片 35g、核桃 20g、奶粉 15g、葡萄干 10g、枸杞子 1g。

2. 韭菜鸡蛋饼:面粉 30g、鸡蛋 30g、韭菜 30g。

3. 芹菜小炒:芹菜(或西芹)45g、花生 30g、胡萝卜 10g。

4. 薯类 1 份:煮红薯 100g(或山药、芋艿)。

5. 水果 1 个:橙子 100g。

午餐

1. 二米饭:粳米 100g、糯米 30g、小米 20g。

2. 豆干炒肉丝:肉丝 35g、香干丝 35g、细豇豆 25、香菇丝 3g。

3. 清蒸狮子头:夹心肉 35g、鸡肉 15g、荸荠 30g、淀粉 5g。

4. 雪菜春笋:竹笋 75g、雪菜 20g、干红椒 1g。

5. 鸡丝芦笋汤:芦笋 10g、鸡肉 10g、金针菇 5g。

晚餐

1. 莲子黑米饭:粳米 100g、紫糯米 30g、莲子 30g。

2. 白灼基围虾:基围虾 70g、葱姜各 2g。

3. 核桃蒜苔:蒜苔 55g、肉丝 20g、鲜红椒(红)15g。

4. 西兰花小炒:西兰花 50g、花菜 30g、核桃仁 20g。

5. 酸辣蛋花汤:猪血 30g、竹笋 10g、鸡蛋 10g、黄花菜 3g、香菜 1g。

6. 水果 1 份:哈密瓜 70g、鲜枣 50g。

食谱营养评价

● 本例营养食谱中,三大产能营养素占供能比,分别为蛋白质占 16.5%、脂肪占 28.0%、碳水化合物占 55.5%。在全天食谱中优质蛋白占 54.0%,其中动物蛋白占 72.0%,豆类蛋白占 28.0%。在该食谱中,由水产类、坚果类以及大豆类等富含多不饱和脂肪酸的食物提供的脂肪为 26.0g,占供给脂肪总量达 48.0%(其中烹调油提供脂肪不列入统计)。

● 该食谱中钙、铁、锌、维生素 A、维生素 B_1、维生素 B_2、维生素 C 等微量营养素的供给量,含量最低的是钙,占建议供给量 92.5%;含量最高的是

锌,占建议供给量的 151.5%;平均为 123.0% 左右。

● 经过对本食谱的营养综合分析评价,该套食谱的营养供给量与考生生理需求量的均衡性评价结果,达到良好等级。

本套餐中主要几个菜肴的加工制作要点,请扫描下方二维码了解。

28 号套餐食谱

 带量食谱简介

早餐

1. 牛肉双茄面：面条 50g、牛肉 30g、番茄 30g、青椒 15g。

2. 紫米发糕：米粉 10g、紫米粉 15g、低筋面粉 10g。

3. 百合绿豆羹：绿豆 20g、百合 12g、红枣 5g、蜂蜜 5g。

4. 花生豆浆：260ml（黄豆 10g、熟花生 10g、红枣 10g）。

5. 水果 1 个：梨 130g。

午餐

1. 米饭：粳米 150g。

2. 萝卜烧带鱼：带鱼 75g、白萝卜丝 60g、香葱 2g、红椒 1g。

3. 芹香干丝：芹菜 120g、小香干 25g、胡萝卜 5g。

4. 番茄炒蛋：番茄 80g、鸡蛋 45g、黑木耳 1g。

5. 冬瓜笋扁汤：冬瓜 30g、笋尖 20g、香菇 10g、虾米 2g。

晚餐

1. 香芋米饭：粳米 120g、糯米 20g、香芋 35g、花豆 10g。

2. 葱姜白灼虾：鲜虾 80g、姜丝 5g、葱 3g、香菜 1g。

3. 肉片炒三样：猪肉 30g、甜椒 35g、山药 35g。

4. 豆腐菌菇煲：豆腐 60g、蟹味菇和鸡腿菇 30g、西兰花 20g、枸杞子 2g。

5. 牛奶 1 杯：250ml。

6. 水果 1 份：苹果 60g、香蕉 70g。

食谱营养评价

● 本例营养食谱中，三大产能营养素占供能比，分别为蛋白质占 15.5%、脂肪占 25.0%、碳水化合物占 59.5%。在全天食谱中优质蛋白占 52.0%，其中动物蛋白占 75.0%，豆类蛋白占 25.0%。在该食谱中，由水产类、坚果类以及大豆类等富含多不饱和脂肪酸的食物提供的脂肪为 12.0g，占供给脂肪总量的 30.0% 左右（其中烹调油提供脂肪不列入统计）。

● 该食谱中钙、铁、锌、维生素 A、维生素 B_1、维生素 B_2、维生素 C 等微量营养素的供给量，含量最低的是钙，占建议供给量 87.5%；含量最高的是

锌,占建议供给量的 148.5%;平均为 113.0% 左右。

● 经过对本食谱的营养综合分析评价,该套食谱的营养供给量与考生生理需求量的均衡性评价结果,达到优秀等级。

本套餐中主要几个菜肴的加工制作要点,请扫描下方二维码了解。

29 号套餐食谱

 带量食谱简介

早餐

1. 五彩玉米粥：大米 40g、玉米粒 20g、胡萝卜 5g、青豆 5g、香菇 1g。

2. 白菜肉包：面粉 30g、小白菜 20g、猪肉 15g、豆腐 10g。

3. 豆果小煮：白果 30g、花芸豆 20g、黑豆 10g、山楂 10g。

4. 牛奶 1 杯：250ml。

5. 水果 1 个：梨 130g。

午餐

1. 米饭：粳米 150g。

2. 咖汁鸡翅：鸡翅 50g、花菜 50g、豌豆 10g。

3. 清炒墨鱼花：墨鱼 45g、花生仁 20g、香菜 10g、红椒 3g。

4. 金针炒银芽：绿豆芽 60g、金针菇 20g、芹菜 20g。

5. 萝卜排骨煲：猪排 35g、白萝卜 50g、生菜 30g。

晚餐

1. 枣香玉米饭：粳米 120g、玉米 10g、红枣 10g。

2. 翡翠鱼圆：草鱼 70g、油菜 20g、茭白 15g、香菇 3g。

3. 秋葵小炒：秋葵 70g、腐竹 20g、蘑菇 10g。

4. 蒜茸荷兰豆：荷兰豆 70g、鲜红椒 10g、蒜头 5g。

5. 牡蛎菌菇汤：牡蛎 20g、蟹味菇 15g、鸡腿菇 10g、鲜香菇 10g、枸杞 1g、香菜 1g。

6. 水果 1 份：桂圆、木瓜各 60g。

食谱营养评价

● 本例营养食谱中，三大产能营养素占供能比，分别为蛋白质占 15.5%、脂肪占 26.5%、碳水化合物占 58.0%。在全天食谱中优质蛋白占 47.5%，其中动物蛋白占 72.0%，豆类蛋白占 28.0%。在该食谱中，由水产类、坚果类以及大豆类等富含多不饱和脂肪酸的食物提供的脂肪为 14.0g，占供给脂肪总量的 44.0% 以上（其中烹调油提供脂肪不列入统计）。

● 该食谱中钙、铁、锌、维生素 A、维生素 B_1、维生素 B_2、维生素 C 等微

量营养素的供给量,含量最低的是钙,占建议供给量 96.3%;含量最高的是锌,占建议供给量的 150.5%;平均为 120.0% 左右。

● 经过对本食谱的营养综合分析评价,该套食谱的营养供给量与考生生理需求量的均衡性评价结果,达到良好等级。

本套餐中主要几个菜肴的加工制作要点,请扫描下方二维码了解。

30 号套餐食谱

🍓 **带量食谱简介**

🍊 **早餐**

1. 花豆莲子粥：大米 20g、小米 20g、莲子 10g、花芸豆 10g。
2. 燕麦葛根饼：燕麦粉 20g、葛根粉 20g、鱼干 15g、小葱 2g。
3. 三丝炝腐竹：腐竹 20g、干香菇 5g、芹菜 15g、胡萝卜丝 10g。
4. 燕麦核桃浆：260ml（燕麦 20g、核桃仁 10g、红枣 5g）。
5. 水果 1 个：苹果 130g。

🍊 **午餐**

1. 米饭：粳米 130g。
2. 鹌鹑小炒：鹌鹑肉 45g、鹌鹑蛋 25g、甜椒 35g。
3. 黄花菜肉丝：黄花菜 25g、猪肉 20g、青椒 10g。
4. 木耳烩冬瓜：冬瓜 90g、番茄 20g、虾米 10g、黑木耳 2g。
5. 鸡丝菠菜汤：菠菜 30g、鸡肉 15g、草菇 10g、豆腐衣 5g。

🍊 **晚餐**

1. 栗子米饭：粳米 100g、锥栗子 50g。
2. 昂鱼豆腐煲：昂刺鱼 75g、豆腐 60g、茶树菇 5g、葱 5g、枸杞子 1g。
3. 蛤蜊蒸蛋：蛤蜊 60g、鸡蛋 40g、小香葱 1g。
4. 腰果四季豆：四季豆 80g、腰果 20g。
5. 牛奶 1 杯：250ml。
6. 水果 1 份：青枣 50g、蓝莓 40g。

🍓 **食谱营养评价**

● 本例营养食谱中，三大产能营养素占供能比，分别为蛋白质占 16.0%、脂肪占 26.0%、碳水化合物占 58.0%。在全天食谱中优质蛋白占 47.1%，其中动物蛋白占 72.0%，豆类蛋白占 28.0%。在该食谱中，由水产类、坚果类以及大豆类等富含多不饱和脂肪酸的食物提供的脂肪为 19.3g，占供给脂肪总量在 43.0% 以上（其中烹调油提供脂肪不列入统计）。

● 该食谱中钙、铁、锌、维生素 A、维生素 B_1、维生素 B_2、维生素 C 等微量营养素的供给量，含量最低的是钙，占建议供给量 94.5%；含量最高的是

铁,占建议供给量的 157.0%;平均为 120.0% 左右。

● 经过对本食谱的营养综合分析评价,该套食谱的营养供给量与考生生理需求量的均衡性评价结果,达到良好等级。

本套餐中主要几个菜肴的加工制作要点,请扫描下方二维码了解。

 专家解读

各种营养素含量前 10 位的常见食物

表 1　富含蛋白质前 10 位的常见食物(g/100g 食部)

排序	谷类及薯类		动物性食物		豆类及制品		果蔬菌藻类	
第 1 位	小麦胚粉	36.4	干墨鱼	65.3	干豆腐丝	57.7	白口蘑	38.7
第 2 位	水面筋	23.5	鱿鱼干	60.0	腐竹	54.2	干香丁蘑	36.0
第 3 位	麸皮	15.8	干贝	55.6	豆腐皮	51.6	南瓜子仁	33.2
第 4 位	小麦标准粉	15.7	鲍鱼干	54.1	枝竹	44.4	西瓜子仁	32.4
第 5 位	燕麦	15.0	海参干	50.2	荆豆	43.6	发菜	26.7
第 6 位	鸡蛋龙须面	14.0	干贻贝	7.8	豆粕	42.5	鸡腿菇	26.7
第 7 位	莜麦面	13.7	蛏干(青蛏)	46.5	大豆蛋白	36.6	干裙带菜	25.0
第 8 位	大黄米	13.6	鱼片干	46.1	黑大豆	36.0	黄花菜干	19.4
第 9 位	薏米	12.8	牛肉干	45.6	大豆(黄豆)	35.0	苔菜干	19.0
第 10 位	香大米	12.7	虾米	43.7	青豆	34.5	黑木耳	12.1

表 2　富含碳水化合物前 10 位的常见食物(g/100g 食部)

排序	谷类及薯类		动物性食物		豆类及制品		果蔬菌藻类	
第 1 位	大米淀粉	89.3	牛肉松	67.7	豆腐花	84.3	橘饼	92.9
第 2 位	小麦淀粉	86.0	鸡肉松	65.8	豆浆粉	76.4	蜜枣	84.4
第 3 位	芡实淀粉	85.8	猪肉松	49.7	绿豆	65.8	葡萄干	83.4
第 4 位	蚕豆淀粉	85.3	猪肉脯	46.6	花豆(紫)	65.8	无核蜜枣	81.9
第 5 位	桂花藕粉	85.3	午餐肉	34.7	豌豆	65.8	干大枣	81.1

续表

排序	谷类及薯类		动物性食物		豆类及制品		果蔬菌藻类	
第 6 位	豌豆淀粉	85.0	牛肉干	33.6	眉豆(饭豇豆)	65.6	南瓜粉	79.6
第 7 位	玉米淀粉	85.0	鱼片干	22.0	豇豆	65.6	干百合	79.5
第 8 位	甘薯淀粉	84.4	淡菜干	20.1	蚕豆(烤)	63.8	干栗子	78.4
第 9 位	粉条	84.2	虾仁肉丸	16.7	豌豆(花)	63.6	无花果干	77.8
第 10 位	粉丝	83.7	章鱼	14.0	赤小豆	63.4	荔枝干	77.4

表 3　富含脂肪前 10 位的常见食物（g/100g 食部）

排序	谷类及薯类		动物性食物		豆类及制品		果蔬菌藻类	
第 1 位	油面筋	25.1	猪肉(肥)	88.6	腐竹	21.7	松子仁	70.6
第 2 位	油饼	22.9	猪肉(猪脖)	60.5	油豆腐	17.6	山核桃	64.5
第 3 位	油条	17.6	肋条肉	59.0	豆腐皮	17.1	松子	62.6
第 4 位	小麦胚粉	10.1	鸭皮片	56.1	大豆	16.0	核桃	58.8
第 5 位	莜麦面	8.6	鸡蛋黄粉	55.1	青大豆	16.0	杏仁	58.4
第 6 位	燕麦	6.7	鸭皮	50.2	千张	16.0	榛子	57.3
第 7 位	玉米面	4.5	猪头	44.6	黑大豆	15.9	香榧	57.0
第 8 位	玉米粒	3.8	猪肥瘦肉	37.0	素鸡	12.5	葵花子仁	53.4
第 9 位	薏米	3.3	猪五花肉	36.0	腐干丝	10.5	花生米	48.0
第 10 位	高粱米	3.1	牛肉(肩部)	31.7	小香干	9.1	黑芝麻	46.1

表 4　富含微量营养素钙前 10 位的常见食物（mg/100g 食部）

排序	谷类及薯类		动物性食物		豆类及制品		果蔬菌藻类	
第 1 位	麸皮	206	田螺肉	1030	小香干	1019	脱水香菜	1723
第 2 位	燕麦	186	虾皮	991	卤豆腐干	731	芥菜干	1542
第 3 位	南瓜粉	171	凤尾鱼干	665	臭豆腐干	720	发菜干	1048
第 4 位	荞麦	154	丁香鱼干	590	素大肠	445	裙带菜	947
第 5 位	青稞	113	虾米	555	芸豆	349	脱水白菜	908
第 6 位	穄子(带皮)	99	白米虾	403	素鸡	319	脱水蕨菜	851
第 7 位	木薯	88	塘水虾	403	千张(百叶)	313	炒榛子	815

续表

排序	谷类及薯类		动物性食物		豆类及制品		果蔬菌藻类	
第8位	小麦胚粉	85	河虾	325	豆腐干	308	黑芝麻	780
第9位	水面筋	76	泥鳅	325	黑大豆	224	苜蓿（草头）	713
第10位	魔芋	71	海参	299	豆腐丝	204	桑葚（干）	622

表5 富含微量营养素铁前10位的常见食物（mg/100g 食部）

排序	谷类及薯类		动物性食物		豆类及制品		果蔬菌藻类	
第1位	青稞	40.7	蛏干	88.8	小香干	23.3	苔菜（干）	283.7
第2位	南瓜粉	27.8	鸭肝	50.1	扁豆	19.2	普中红蘑干	35.1
第3位	藕粉	17.9	牛肉松	46.0	腐竹	16.5	珍珠白蘑干	89.8
第4位	糜子米	14.3	鸭肝	35.1	木豆（豆蓉）	12.5	干口蘑	156.5
第5位	荞麦	13.6	蛏子	33.6	豆腐皮	11.7	香杏丁蘑干	13.2
第6位	马铃薯粉	10.7	鸭血	31.8	大豆蛋白	9.8	黑木耳	97.4
第7位	荞麦	10.1	河蚌	26.6	豆腐丝	9.1	松蘑（干）	86.0
第8位	甘薯粉	10.0	猪肝	22.6	青大豆	8.4	发菜（干）	85.2
第9位	麸皮	9.9	羊血	18.3	大豆	8.2	紫菜干	54.9
第10位	薏米面	7.4	牛肉干	15.6	蚕豆	8.2	蘑菇干	53.1

表6 富含微量营养素锌前10位的常见食物（mg/100g 食部）

排序	谷类及薯类		动物性食物		豆类及制品		果蔬菌藻类	
第1位	小麦胚粉	23.4	花蛤蜊	519	蚕豆	4.76	脱水蕨菜	18.11
第2位	马铃薯粉	12.50	海蟹	332	眉豆	4.70	山核桃	12.59
第3位	麸皮	5.98	生蚝	71.20	黄豆	4.61	羊肚菌	12.11
第4位	大麦	4.36	蛏干	13.63	黑大豆	4.18	白蘑	9.04
第5位	黑米	3.8	五香牛肉	13.6	豆腐皮	4.08	松子	9.02
第6位	荞麦	3.62	扇贝（鲜）	11.69	素大肠	4.03	干香菇	8.57
第7位	红籼稻谷	3.29	泥蚶（血蚶）	11.59	黄豆粉	3.89	茶树菇	8.38
第8位	大黄米	3.05	赤贝	11.58	豆腐皮	3.81	栗子	8.00
第9位	燕麦	2.90	鱿鱼（干）	11.24	腐竹	3.69	蘑菇干	6.29
第10位	青稞	2.38	牡蛎	9.39	蚕豆	3.42	松蘑	6.22

表7 富含微量营养素硒前 10 位的常见食物（μg/100g 食部）

排序	谷类及薯类		动物性食物		豆类及制品		果蔬菌藻类	
第1位	魔芋精	350	花蛤蜊	7701	花豆(紫)	74.1	牛肝菌(干)	758.8
第2位	大黄米	231	鱿鱼干	156.1	扁豆	32.0	松蘑(干)	98.4
第3位	小麦胚	65.2	海参干	150.0	小香干	23.6	干普中红蘑	91.7
第4位	油面筋	22.8	蛏干	121.2	花豆(红)	19.1	干珍珠白蘑	78.5
第5位	富强面粉	17.3	贻贝(淡菜)	20.5	芸豆	14.0	葵花子	56.7
第6位	龙须面	14.3	梭子蟹	91.0	绿豆面	10.6	乳牛肝菌	42.5
第7位	烧饼	12.2	金枪鱼	90.0	虎皮芸豆	9.8	蘑菇(干)	39.2
第8位	带皮糜子	12.0	秋蛤蜊	87.1	豌豆(花)	9.7	桑葚(干)	34.0
第9位	挂面	11.8	牡蛎	86.6	熏豆腐干	8.9	腰果	34.0
第10位	面条	11.7	鸭肝	57.3	黑豆	6.8	杏仁(大)	27.2

表8 富含维生素 A（或胡萝卜素）前 10 位的常见食物（μg/100g 食部）

排序	谷类及薯类		动物性食物		豆类及制品		果蔬菌藻类	
第1位	南瓜	148	羊肝	20 972	青大豆	132	苦苣菜	9055
第2位	红心甘薯	125	牛肝	20 220	花豆(红)	72	枸杞菜	5920
第3位	鸡蛋面	42	鸡肝	10 414	黄豆粉	63	鸡眼草	2100
第4位	白心甘薯	37	猪肝	6502	蚕豆(去皮)	50	豆瓣菜	1592
第5位	玉米(黄)	17	鹅肝	6100	花豆(紫)	47	西兰花	1202
第6位	小黄米	17	鸭肝	4675	豆腐皮	47	野苋菜	1192
第7位	魔芋	15	猪肝	4200	豌豆	42	冬苋菜	1158
第8位	玉米面	7	鸡肝	2867	荆豆	42	红胡萝卜	688
第9位	荞麦面	7	鸭蛋黄	1980	豌豆(花)	40	黄胡萝卜	668
第10位	马铃薯	5	鸡心	910	大豆(黄豆)	37	甜菜叶	610

表9 富含维生素 E 前 10 位的常见食物（μg/100g 食部）

排序	谷类及薯类		动物性食物		豆类及制品		果蔬菌藻类	
第1位	小麦胚	23.2	鹅蛋黄	95.7	眉豆	12.3	香榧	114.2
第2位	玉米(干)	8.23	鲮鱼	31.3	绿豆	11.0	葵花子仁	79.1

续表

排序	谷类及薯类		动物性食物		豆类及制品		果蔬菌藻类	
第3位	莜麦面	7.96	羊肝	29.9	豆腐脑	10.5	山核桃	65.6
第4位	油面筋	7.18	丁香鱼	23.35	青大豆	10.1	黑芝麻	50.4
第5位	玉米面	6.89	红螺	20.7	豆腐丝	9.8	干巴菌	45.1
第6位	荞麦面	5.31	牛肉松	18.2	豇豆	8.6	核桃	43.2
第7位	薏米面	4.89	秋蛤蜊	17.9	豌豆	8.5	白芝麻	38.4
第8位	大黄米	4.61	凤尾鱼	15.7	芸豆	7.7	榛子	36.4
第9位	玉米粒	3.89	牛肉干	15.3	豆腐	6.7	杏仁	35.5
第10位	小黄米	3.63	鸭蛋黄	12.7	蚕豆	6.7	松子仁	32.8

表 10   富含维生素 B_1（硫胺素）前 10 位的常见食物（mg/100g 食部）

排序	谷类及薯类		动物性食物		豆类及制品		果蔬菌藻类	
第1位	小麦胚粉	3.50	猪大排	0.80	豌豆(花	0.68	葵花子	0.94
第2位	黑大麦	0.54	猪肉(瘦)	0.54	木豆(豆蓉	0.66	乳牛肝菌	0.86
第3位	标准小麦	0.46	猪肉(腿)	0.53	马牙大豆	0.59	花生仁	0.72
第4位	糜子(带皮	0.45	猪里脊	0.47	豌豆	0.49	黑芝麻	0.66
第5位	大麦	0.43	鸡心	0.45	绿豆面	0.45	榛子	0.62
第6位	小麦	0.40	猪后肘	0.37	大豆	0.41	干辣椒	0.48
第7位	莜麦面	0.39	鸡蛋黄	0.33	青大豆	0.41	黄蘑	0.48
第8位	标准面粉	0.35	鸡肝	0.33	鹰嘴豆	0.41	豌豆	0.43
第9位	玉米面	0.34	猪肝	0.27	芸豆(虎皮	0.37	白芝麻	0.36
第10位	青稞	0.34	鸭肝	0.26	脑豆	0.35	桑葚干	0.35

表 11   富含维生素 B_2（核黄素）前 10 位的常见食物（mg/100g 食部）

排序	谷类及薯类		动物性食物		豆类及制品		果蔬菌藻类	
第1位	小麦胚粉	0.79	黄鳝丝	2.08	扁豆	0.45	黄蘑	10.75
第2位	麸皮	0.30	猪肝	2.02	黑大豆	0.33	大红菇(干)	6.90
第3位	马铃薯粉	0.25	羊肾	2.01	芸豆	0.28	血红菇(干)	4.30
第4位	苦荞麦粉	0.21	羊肝	1.75	豇豆	0.28	香杏丁蘑(干)	3.11

续表

排序	谷类及薯类		动物性食物		豆类及制品		果蔬菌藻类	
第5位	五香谷	0.19	甲鱼蛋	1.58	鹰嘴豆	0.25	羊肚菌	2.25
第6位	穈子	0.18	牛肝	1.30	蚕豆(带皮)	0.23	黄伞菇(干)	1.93
第7位	荞麦	0.16	火鸡肝	1.21	豌豆(花)	0.22	香杏口蘑(干)	1.90
第8位	薏米	0.15	猪肾	1.18	青大豆	0.22	干巴菌	1.84
第9位	薏米面	0.14	鸡肝	1.10	眉豆	0.22	杏仁(大)	1.82
第10位	黑大麦	0.14	鸭肝	1.05	蚕豆	0.13	鸡腿菇(干)	1.79

表 12　富含维生素 C（抗坏血酸）前 10 位的常见食物（mg/100g 食部）

排序	谷类及薯类		动物性食物		豆类及制品		果蔬菌藻类	
第1位	木薯	35.0	猪肝	20.0	鲜豆角	39.0	鲜枣	243.0
第2位	马铃薯	30.0	鸭肝	18.0	鲜毛豆	27.0	尖辣椒	144.0
第3位	红心甘薯	26.0	牛肺	13.0	鲜豇豆	19.0	苜蓿	118.0
第4位	白心甘薯	24.0	猪肾	13.0	鲜蚕豆	16.0	芥蓝菜	76.0
第5位	葛薯	24.0	牛肝	9.0	荷兰豆	16.0	柿子椒	72.0
第6位	鲜玉米	16.0	鸭胰	9.0	鲜刀豆	15.0	芥菜	72.0
第7位	豆薯凉薯	13.0	牛心	5.0	鲜豌豆	14.0	豌豆苗	67.0
第8位	老南瓜	8.0	猪心	4.0	鲜扁豆	13.0	猕猴桃	62.0
第9位	芋头	6.0	鸭心	4.0	鲜芸豆	9.0	花椰菜(菜花)	61.0
第10位	山药	5.0	牛乳	3.0	鲜菜豆	6.0	西兰花	51.0

表 13　不同脂肪酸含量前 10 位的常见食物（g/100g 食部）

排序	饱和脂肪酸		单不饱和脂肪酸		多不饱和脂肪酸	
第1位	奶油	62.1	山核桃	44.8	核桃	42.8
第2位	黄油	52.0	榛子仁	37.6	葵花子	39.4
第3位	牛肉干	38.1	杏仁	36.0	西瓜子	33.9
第4位	猪肉	20.7	开心果	33.8	松子	31.7
第5位	薯片	20.2	腰果	28.1	榛子	25.7
第6位	奶酪	19.6	松子仁	26.8	黑芝麻	20.8

续表

排序	饱和脂肪酸		单不饱和脂肪酸		多不饱和脂肪酸	
第 7 位	羊肉	18.5	花生	25.1	南瓜子	19.8
第 8 位	腊肠	18.4	芝麻酱	24.1	花生	16.3
第 9 位	鸭皮	14.9	葵花子	18.8	鸡蛋黄	13.3
第 10 位	香肠	14.8	南瓜子	16.5	杏仁（熟）	13.2